影像诊断 快速入门 丛书

丛书主审 陈克敏 高剑波 沈 云

泌尿生殖系统
影像诊断

主 编 吕培杰 贾永军 赵香田

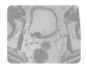

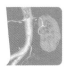

U0248751

科学出版社

北 京

内 容 简 介

本书系"影像诊断快速入门丛书"的一个分册。全书共 12 章，系统介绍了泌尿生殖系统 CT 及 MRI 检查技术、影像解剖与常见病变 CT 及 MRI 诊断，第 1 章详细介绍了泌尿生殖系统 CT 及 MRI 检查技术；第 2 章阐述了泌尿生殖系统正常发育、常见变异及影像解剖；第 3 章至第 12 章具体介绍了泌尿生殖系统常见疾病的临床特征、影像表现、鉴别诊断、影像检查选择策略及相关知识拓展等。

本书图文并茂、实用性强，适合医学影像工作者，尤其是低年资影像医师、泌尿外科医师、规范化培训医师及医学影像学专业学生参考学习。

图书在版编目（CIP）数据

泌尿生殖系统影像诊断 / 吕培杰，贾永军，赵香田主编 . -- 北京：科学出版社，2025. 3. --（影像诊断快速入门丛书）. --ISBN 978-7-03-080201-9

Ⅰ. R690.4

中国国家版本馆 CIP 数据核字第 20245XS740 号

责任编辑：马晓伟　刘　川／责任校对：张小霞

责任印制：肖　兴／封面设计：有道文化

科学出版社 出版

北京东黄城根北街16号

邮政编码：100717

http://www.sciencep.com

北京汇瑞嘉合文化发展有限公司印刷

科学出版社发行　各地新华书店经销

*

2025年3月第 一 版　开本：787×1092　1/32
2025年3月第一次印刷　印张：6 1/2
字数：158 000

定价：58.00元
（如有印装质量问题，我社负责调换）

"影像诊断快速入门丛书"编委会

《泌尿生殖系统影像诊断》
编者名单

主　　审　高剑波　刘再毅

主　　编　吕培杰　贾永军　赵香田

副主编　陈　岩　侯　平　张丹庆　丘　清

编写单位　郑州大学第一附属医院

　　　　　广东省人民医院

　　　　　陕西中医药大学附属医院

丛 书 序

  在现代医学不断发展的浪潮中，医学影像技术日新月异，于临床诊断与治疗领域的关键作用愈发显著。作为现代医学不可或缺的重要组成部分，医学影像学已成功突破传统的解剖、形态及结构诊断的固有范畴，逐步演进为融合功能代谢、微环境与分子生物学特征的综合性影像评价体系。其在疾病的早期筛查、精准诊断、治疗方案的科学制订及预后评估等关键环节，均发挥着重要作用，为临床医疗实践筑牢了根基。

  近年来，伴随社会环境的变迁及人们生活方式的改变，人均期望寿命的延长和老年人群比例的增加，各类疾病的发病率呈现出持续攀升的态势。在此背景下，X线、CT、MRI等影像技术已成为疾病诊治过程中的重要工具。尽管当下介绍影像技术及诊断的医学参考书籍繁多，从大型学术专著到简洁实用的临床手册不一而足，但对临床一线影像科医师，尤其是研究生、住院医师等低年资医师群体而言，兼具便携性、系统性与实用性的影像专科入门参考书籍仍显不足。此类书籍既要规避大型专著冗长繁杂、难以快速掌握要点的弊端，又要克服临床手册内容过于简略、无法深入理解知识的局限，同时还需高度重视疾病与影像之间及不同疾病之间的内在逻辑关联，从而切实满足初学者迅速掌握核心知识体系的迫切需求。

  该丛书由国内医学影像学领域的众多专家组成的团队倾力打

造，各分册主编均为我国医学影像学界的中坚力量，拥有丰富的一线临床、教学及科研经验。作为广受好评的"CT快速入门丛书"的姊妹篇，"影像诊断快速入门丛书"应运而生。该丛书全面涵盖X线、CT、MRI等多种影像学技术，旨在帮助读者系统掌握影像诊断的核心知识。书中不仅深入解析影像特征，还特别注重疾病与影像表现之间的内在逻辑关联，以及不同疾病之间的影像鉴别要点，力求为初学者提供一条高效、系统的学习路径，助力其快速构建扎实的影像诊断体系。丛书特点体现在以下五方面：

1. 便携性与实用性并重　该丛书定位为"便携式影像诊断入门工具书"，专为影像专业学生、住院医师等低年资影像科医师设计，旨在解决初学者从理论学习向临床实践过渡的难题。丛书内容紧凑、语言精炼，采用条目化结构，便于读者快速查找和应用，特别适合在快节奏的临床环境中使用。

2. 系统全面，覆盖广泛　共涵盖头颈部、胸部、心血管系统、消化系统、泌尿生殖系统、淋巴系统、中枢神经系统及骨肌系统等八大系统的影像诊断内容，紧密结合临床实际，符合医院影像科的亚专业分组趋势。每分册通过典型病例、影像表现、鉴别诊断等模块，提炼临床经验，帮助读者快速形成清晰的诊断思路。特别增设了"淋巴分册"，系统梳理淋巴系统疾病的影像学特征，为国内该领域提供参考，尤其适合基层医院医生使用。

3. 紧跟前沿，技术多元　不仅涵盖了传统的X线、CT、MRI等影像技术，还融入了人工智能、多模态影像等前沿技术，帮助读者及时掌握学科的最新进展，推动影像学技术在临床实践中的创新与应用。

4. 病例导向，图文并茂　以临床病例为导向，巧妙结合真实临床病例与多种影像检查技术，图文并茂、深入浅出地阐述临床常见疾病的影像学表现，重点培养读者的临床综合思维能力与精准诊断能力。每分册均配有大量精选的典型影像图片，帮助读者直观理解影像特征。

5. 影像检查策略选择　丛书特别新增了影像检查策略选择等实用内容，帮助读者在面对不同疾病时，合理选择影像检查技术，进一步提升了该丛书的临床实用性和指导性。

该丛书的编写与出版，无疑是对医学影像学教育、临床培训及研究发展需求的积极且有力的响应。值此"影像诊断快速入门丛书"付梓之际，作为主审和丛书发起人，深感责任重大，亦倍感欣慰。在此，向所有参与该丛书编写工作并付出辛勤努力的专家们致以最诚挚的敬意与感谢。衷心期待该丛书能够成为受广大医学影像从业人员，尤其是初学者和低年资医师欢迎的助手，为临床诊断与治疗提供科学、精准的依据，为"健康中国"建设贡献坚实力量，为守护人民生命健康保驾护航。

陈克敏　高剑波　沈　云

2025 年 3 月

前　　言

　　泌尿生殖系统的复杂性和多样性使其临床诊断和治疗充满挑战。影像诊断技术，尤其是计算机体层扫描（CT）和磁共振成像（MRI），作为现代医学的重要工具，为泌尿生殖系统疾病的精准定位和定性诊断提供了有力支持。然而，泌尿生殖系统的影像诊断要求医生不仅要具备扎实的医学基础知识，还要熟悉各种影像技术的原理和操作方法，以及具有丰富的临床经验。为帮助广大医学初学者、临床医生及医学影像技术人员快速掌握泌尿生殖系影像诊断的技能，我们精心编撰了《泌尿生殖系统影像诊断》。

　　本书共 12 章，内容涵盖泌尿生殖系统 CT 及 MRI 检查技术、泌尿生殖系统正常发育及解剖、泌尿系统先天发育畸形、泌尿系统结石、泌尿系统感染性病变、肾囊性病变、泌尿系统肿瘤、肾血管性疾病、泌尿系统创伤、肾上腺疾病、生殖系统常见病变及腹膜后常见病变。通过大量的临床案例和清晰的 CT 及 MRI 图片，深入浅出地介绍了泌尿生殖系统影像诊断的要点和技巧。在编写过程中，我们力求内容准确、语言简洁，使读者能够在繁忙的工作和学习之余，轻松快速地掌握影像诊断的精髓。同时，我们还特别关注了影像技术的新进展及其在临床应用中的新趋势，力求帮助读者更全面、准确地了解泌尿生殖系统影像诊断的新动态。

　　历经近一年的精心编纂和编辑的反复打磨，本书终于面世。在此，我们谨向所有为本书出版付出辛勤努力的参编人员表示最诚挚的感谢!

　　我们相信,本书将成为您学习泌尿生殖系统影像诊断的得力助手。无论您是初学者还是有一定经验的医生,都能从中找到适合自己的学习内容。然而,由于我们的认知水平和经验有限,书中难免存在不足之处。我们衷心希望广大读者批评指正,以便本书进一步完善和提升。愿本书能陪伴您在泌尿生殖系统影像诊断的道路上不断前行,为患者带来更为精准、高效的医疗服务。

　　期待您与我们一起,探索影像诊断的无限可能。

主　编

2024 年 12 月

目　　录

第1章　泌尿生殖系统 CT 及 MRI 检查技术 ………………………1

第一节　泌尿系统 CT 及 MRI 检查 ………………………1

第二节　生殖系统 CT 及 MRI 检查 ………………………8

第三节　腹膜后间隙 CT 及 MRI 检查 ………………… 10

第四节　CT 及 MRI 新技术在泌尿生殖系统中的应用 ……… 12

第2章　泌尿生殖系统正常发育及解剖 ……………………… 19

第一节　泌尿生殖系统正常胚胎发育 ………………… 19

第二节　泌尿生殖系统 CT 及 MRI 解剖 ……………… 23

第三节　腹膜后间隙 CT 及 MRI 解剖 ………………… 32

第四节　泌尿生殖系统常见变异 ……………………… 34

第3章　泌尿系统先天发育畸形 ……………………………… 37

第一节　泌尿系统重复畸形 …………………………… 37

第二节　肾融合畸形 …………………………………… 41

第三节　先天性肾盂输尿管结合部狭窄 ……………… 43

第四节　腔静脉后输尿管 ……………………………… 47

第五节　膀胱憩室 ……………………………………… 50

第六节　脐尿管异常 …………………………………… 54

第4章　泌尿系统结石 ………………………………………… 59

第一节　肾结石 ………………………………………… 60

第二节　输尿管结石 …………………………………… 64

第三节　膀胱结石 ·· 68

第5章　泌尿系统感染性病变 ·· 72

第一节　泌尿系统结核 ·· 72

第二节　肾盂肾炎 ·· 78

第三节　肾脓肿 ·· 82

第四节　膀胱炎 ·· 85

第6章　肾囊性病变 ·· 89

第一节　肾囊肿 ·· 89

第二节　多囊肾 ·· 92

第三节　髓质海绵肾 ·· 95

第7章　泌尿系统肿瘤 ··· 99

第一节　肾细胞癌 ·· 99

第二节　肾母细胞癌 ·· 105

第三节　肾血管平滑肌脂肪瘤 ···································· 109

第四节　输尿管癌 ·· 113

第五节　膀胱癌 ·· 116

第8章　肾血管性疾病 ··· 122

第一节　肾动脉狭窄 ·· 122

第二节　胡桃夹综合征 ·· 125

第三节　肾梗死 ·· 128

第9章　泌尿系统创伤 ··· 132

第一节　肾挫裂伤 ·· 132

第二节　膀胱损伤 ·· 135

第 10 章　肾上腺疾病 ································**138**

第一节　肾上腺腺瘤 ································138

第二节　嗜铬细胞瘤 ································142

第三节　肾上腺皮质癌 ································147

第四节　双侧肾上腺病变 ································150

第 11 章　生殖系统常见病变 ································**157**

第一节　前列腺增生 ································157

第二节　前列腺癌 ································160

第三节　子宫肌瘤 ································162

第四节　子宫内膜癌 ································165

第五节　宫颈癌 ································169

第六节　卵巢囊肿 ································172

第七节　卵巢囊腺瘤 ································175

第八节　卵巢畸胎瘤 ································178

第九节　卵巢癌 ································181

第 12 章　腹膜后常见病变 ································**185**

第一节　腹膜后纤维化 ································185

第二节　腹膜后淋巴瘤 ································188

第1章

泌尿生殖系统 CT 及 MRI 检查技术

第一节　泌尿系统 CT 及 MRI 检查

一、检查适应证

（一）平扫检查

（1）泌尿系统结石。

（2）肾外伤后的肾周及肾内出血。

（3）含脂肪丰富的血管平滑肌脂肪瘤。

（4）典型的单纯性肾囊肿。

（二）增强检查

（1）泌尿系统肿瘤的诊断、鉴别诊断及分期，明确病变与周围组织的关系等。

（2）泌尿系统感染的诊断与鉴别诊断。

（3）泌尿系统外伤。

（4）泌尿系统先天性变异或畸形。

（5）血管病变包括血管变异、动脉瘤、动脉狭窄、血管栓塞等。

（三）CT 膀胱造影检查

（1）外伤所致膀胱损伤。

（2）器械操作后、手术后、放疗后膀胱穿孔或膀胱瘘。

（四）CT 尿路成像及磁共振尿路成像检查

（1）泌尿系统结石。

（2）泌尿系统肿瘤及恶性肿瘤的分期。

（3）泌尿系统感染。

（4）泌尿系统外伤。

（5）泌尿系统先天性疾病。

（五）CT 灌注成像

（1）肾血管性病变。

（2）泌尿系统肿瘤性病变的诊断、鉴别诊断及分期。

（3）泌尿系统感染性病变的诊断与鉴别诊断。

（六）CT 血管成像及 MR 血管成像检查

（1）肾动脉狭窄、动脉瘤、肾动脉夹层、大动脉炎、血管栓塞等。

（2）发现血管起源或开口的位置变异。

（3）显示血管腔外与管壁的病变，如肿瘤对血管的侵犯。

二、检查前准备

（一）CT 检查前准备

1. 常规检查

（1）检查前 3 天禁服钡剂、钙剂或含重金属的药物。

（2）检查前 4 ～ 8 h 禁食。

（3）膀胱检查前，应保持膀胱充盈，以更好地显示膀胱壁。

（4）增强检查前，采用 18 ～ 22 G 套管针肘前静脉穿刺。询问患者的过敏史，告知患者或其家属注射碘对比剂可能导致的不良反应，签署知情同意书。

（5）对于肾切除术后随访病例，于检查前 2 h，可口服适量阳性对比剂（1.5% ～ 2.0% 泛影葡胺 500 ～ 1000 ml），以充盈中下腹肠道，上检查床前再口服适量阳性对比剂以充盈胃及近端小肠；对于疑诊泌尿系统结石的患者，不服用阳性对比剂，可以饮清水替代。

2. 注意事项

（1）扫描前训练好患者的呼吸，嘱患者平静呼吸，呼气末屏气，尽量保持每次屏气均匀。

（2）扫描前应去除患者身上不能被 X 线穿透的物品，如钥匙、皮带扣等。

（3）仔细阅读申请单，明确检查部位及目的，根据病情需要选择适当的扫描方案。

（二）MRI 检查前准备

1. 常规检查

（1）核对申请单，确认受检者信息、检查部位、目的和方案。

（2）确认有无 MRI 检查禁忌证。

（3）对于有相对禁忌证及危重患者，做好急救准备。

（4）告知受检者检查流程、注意事项及呼吸配合等。

（5）受检者检查前更衣，确认无铁磁性金属物品（如推车、病床、轮椅、手机、手表、钥匙、首饰、硬币等）被带入扫描室。

（6）对于婴幼儿、躁动等不合作患者，检查前给予药物镇静。

（7）做好增强检查前准备工作。

（8）做好 MRI 检查意外救治准备工作。

2. 注意事项

（1）评估对比剂使用禁忌证及风险，受检者签署对比剂使用风险及注意事项知情同意书。

（2）孕妇一般不宜使用对比剂，除非已决定终止妊娠或权衡病情依据需要而定。

（3）尽量避免大量、重复使用钆对比剂，尤其对肾功能不全患者，以减少发生迟发反应及肾源性系统纤维化的可能性。

（4）虽然钆对比剂不良反应发生率较低，但仍需慎重做好不良反应预防及处理措施。

三、扫 描 方 案

（一）CT 扫描方案

1. **体位和扫描范围** 仰卧位，扫描范围自剑突至耻骨联合。肾脏检查的扫描范围包括双侧肾上腺（一般自第 11 胸椎下部至腰 2～3 下界），可根据情况扩大扫描范围。输尿管检查的扫描范围为自肾门水平至耻骨联合下缘。膀胱检查的扫描范围为自膀胱上缘（一般在髂前上棘水平）至耻骨联合下缘。

2. **平扫** 扫描参数：管电压 120 kV，管电流 200～320 mA，层厚 5 mm，层间距 5 mm，螺距 1～1.375。

3. **增强扫描** 技术参数：管电压 120 kV，管电流 200～320 mA，层厚 5 mm，层间距 5 mm，螺距 1～1.375。使用 18～22 G 套管针肘前静脉穿刺，使用高压注射器，以 2～3 ml/s 的注射速率团注非离子型对比剂（300～370 mgI/ml），注射剂量为 50～80 ml。扫描时相：一般为双期或三期，包括皮质期（25～30 s）扫描、实质期（90～110 s）扫描和排泄期（3～5 min）扫描。

4. **其他特殊成像方式**

（1）CT 膀胱造影

1）检查前准备：准备约 500 ml 的对比剂稀释溶液（非离子型对比剂 300 mgI/ml 以 1∶10 的比例稀释）经导尿管进入膀胱，夹闭导尿管。

2）扫描范围：从髂前上棘顶部到小转子，必要时进行腹部扫描。

3）扫描参数：同上。

（2）CT 尿路成像

1）对比剂使用 18～22 G 套管针肘前静脉穿刺，使用高压注射器，以 2～3 ml/s 的注射速率团注非离子型对比剂（300～370 mgI/ml），注射剂量为 100 ml。

2）扫描范围：全尿路。

3）扫描参数：同上。扫描方案分单次团注和分次团注（**图 1-1**）。
扫描时相：单次团注一般包括平扫、皮质期（25～30 s）或实质期
（90～110 s）扫描及排泄期（10 min 以上）扫描；分次团注为实质 -
排泄期扫描。

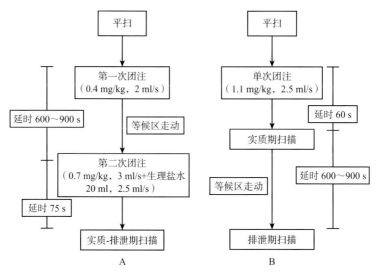

图 1-1　分次团注与单次团注 CT 尿路成像（computer tomography urography，
CTU）检查方案

A. 分次团注双期 CTU；B. 单次团注三期 CTU

（3）CT 灌注成像

1）呼吸训练：检查前训练患者平静状态下胸式呼吸，在排除腹
主动脉瘤等禁忌证后，可应用腹带加压抑制腹式呼吸，减少呼吸运
动对图像质量及定量测量的影响。

2）对比剂注射方案：使用 18 G 套管针于肘静脉穿刺，使用高压注
射器，以 4 ml/s 的注射速率团注非离子型对比剂（300～370 mgI/ml），
注射剂量为 50 ml。

3）扫描范围：选择肿瘤实质成分为主的层面为扫描层面。

4）扫描参数：管电压 100 ～ 120 kV，管电流 200 mA，矩阵 512×512，层厚 5 mm，范围自膈顶至脐水平，根据平扫确定靶器官上下界。扫描模式为轴扫，多期动态模式；静脉团注对比剂 6 s 后开始采集图像，共扫描 23 次：灌注早期扫描 8 次，平均每 1.8 s 扫描一次；然后行灌注后期扫描 15 次，平均每 2.3 s 扫描一次。

5）图像后处理：扫描完成后重建层厚为 1.0 mm 的图像，测量感兴趣区的血流量（blood flow，BF）、血容量（blood volume，BV）、平均通过时间（mean transit time，MTT）、毛细血管通透性（permeability surface，PS）等定量信息。

（4）CT 血管造影

1）对比剂使用：使用 18 ～ 22 G 套管针于肘静脉穿刺，使用高压注射器，以 4 ml/s 的注射速率团注非离子型对比剂（300 ～ 370 mgI/ml），注射剂量为 60 ～ 80 ml。

2）扫描范围：肾动脉 CT 血管成像（CT angiography，CTA）的扫描范围包括双侧肾；肾移植术前评价应包括髂总动脉分叉；移植肾评价扫描范围包括盆腔。

3）扫描参数：管电压 100 ～ 120 kV；自动管电流调制技术：200 ～ 1300 mA，噪声指数（NI）15.0 HU，1 ～ 1.375，转速 0.6 s/r，层厚 1.25 mm，层间距 1.25 mm。

4）确定延迟时间：包括经验法、动态追踪血管阈值扫描法、小剂量对比剂预注射法。推荐采用后两者，较为精确。

（二）MRI 扫描方案

1. 肾脏 MRI

（1）线圈：体部、心脏相控阵线圈。

（2）体位：仰卧位，头先进。定位中心对准线圈中心及剑突与脐连线中点。

（3）方位及序列

1）平扫序列：轴面呼吸触发快速自旋回波 fs-T_2 加权图像（T_2WI）

序列（呼吸不均匀者可选用屏气 fs-T$_2$WI 序列）、快速梯度回波水 -脂同反相位（双回波）T$_1$ 加权图像（T$_1$WI）屏气采集序列，在设备性能允许的情况下联合弥散加权成像（DWI）序列；冠状面呼吸触发快速自旋回波 fs-T$_2$WI 序列。

2）增强扫描序列：采用轴面快速梯度回波三维 T$_1$WI 屏气采集序列行三期或多期扫描，低场设备可行二维扫描，并补充冠状面扫描。

（4）扫描参数：尽量选择薄层、高空间分辨率扫描。轴面二维序列层厚 4.0 ～ 5.0 mm，层间隔≤层厚×20%；冠状面二维序列层厚 ≤ 4.0 mm，层间隔≤层厚×20%。视野（FOV）（300 ～ 400）mm×（300 ～ 400）mm，矩阵≥ 288×224。三维序列层厚 2.0 ～ 4.0 mm，无间隔扫描，FOV（300 ～ 400）mm×（300 ～ 400）mm，矩阵≥ 256×160。增强扫描以 2 ～ 3 ml/s 的速率注射常规剂量钆对比剂，再注射等量生理盐水。

2. 磁共振尿路成像

（1）线圈：体部相控阵线圈。

（2）体位：仰卧位，头先进。定位中心对准线圈中心及剑突与耻骨连线中点。

（3）方位及序列：①单次激发二维磁共振尿路成像（magnetic resonance urography，MRU）序列：闭气采集，冠状面显示双侧尿路，多角度斜冠状面及矢状面显示单侧尿路。②呼吸触发三维 MRU 序列：冠状面扫描。

（4）扫描参数：MRU 不宜单独进行，应结合平扫和（或）三维动态增强扫描技术。单次激发二维 MRU 序列：层厚 30 ～ 70 mm，重复时间（TR）≥ 6000 ms，回波时间（TE）500 ms。呼吸触发三维 MRU 序列：层厚 1.0 ～ 2.0 mm，无间隔扫描，TR 2000 ～ 6000 ms（选 1 ～ 2 个呼吸间期），TE ≥ 500 ms，其余参数同上。婴幼儿呼吸频率过快及幅度过小时可不使用呼吸触发。

3. 腹部 MR 血管成像

（1）线圈：体部线圈或心脏相控阵线圈。

（2）体位：仰卧位，定位中心对准线圈中心及脐孔。

（3）方位及序列：①二维、三维对比增强 MR 血管成像（magnetic resonance angiography，MRA），冠状面扫描，包含腹主动脉后缘、前缘分支血管及相应脏器的血管，扫描注射对比剂前蒙片，注射对比剂后至少 2 个时相（动脉期及静脉期），各期图像行减影最大密度投影（maximum intensity projection，MIP）重组。②平扫序列：双反转或三反转黑血序列，沿目标血管的长轴及短轴各扫描一次，主要用于显示管壁结构；平衡式稳态自由进动亮血序列，主要用于显示管腔。

（4）扫描参数：二维对比增强 MRA，层厚 4.0～8.0 mm，层间隔 0～1.0 mm；三维对比增强 MRA，扫描块厚度 40～50 mm，层厚 1.0～2.0 mm，无间隔扫描，单期扫描时间控制在 20 s 内。采用高压注射器经静脉团注钆对比剂，剂量为 0.1～0.2 mmol/kg，注射速率 2～3 ml/s，并以相同速率注射等量生理盐水。

第二节　生殖系统 CT 及 MRI 检查

一、检查适应证

（1）生殖系统肿瘤的诊断、鉴别诊断、分期、监测治疗后反应。

（2）女性急腹症。

（3）CT 引导下活检。

（4）作为超声等检查的补充检查方法。

二、检查前准备

同本章第一节。

三、扫 描 方 案

（一）CT 扫描方案

1. 对比剂使用　使用高压注射器，以 2 ～ 3 ml/s 的注射速率团注非离子型对比剂（300 ～ 370 mgI/ml），注射剂量为 50 ～ 80 ml。

2. 扫描范围　盆腔局部病变的扫描范围自耻骨联合下缘开始上达髂前上棘；卵巢和睾丸恶性肿瘤分期、寻找隐睾时应达肾门水平以上。

3. 扫描参数　管电压 120 kV，管电流 200 ～ 320 mA，层厚 3 ～ 5 mm，层间距 3 ～ 5 mm，螺距 1 ～ 1.5。

4. 扫描时相　包括平扫和增强扫描。增强采用双期扫描：动脉期（30 ～ 40 s）、静脉期（70 ～ 90 s）；需注意患者放射防护，严格控制辐射剂量，一般不建议常规使用多期增强方案。

（二）MRI 扫描方案

1. 前列腺与膀胱 MRI

（1）线圈：体部线圈或心脏相控阵线圈。

（2）体位：仰卧位，足先进或头先进。定位中心对准线圈中心及耻骨联合上缘上 2 cm。

（3）方位及序列：①平扫序列，轴面快速自旋回波 T_2WI、fs-T_2WI、快速自旋回波 T_1WI、DWI 序列，扫描范围覆盖膀胱及前列腺；斜冠状面快速自旋回波 fs-T_2WI 序列，扫描基线与前列腺上、下长轴平行；矢状面快速自旋回波 T_2WI 或 fs-T_2WI 序列。②增强扫描序列，轴面快速梯度回波三维 T_1WI（低场设备可行二维扫描），常规增强扫描至少采集三期（动脉期、静脉期、延迟期），每期 15 ～ 20 s，并补充冠状面、矢状面扫描。在设备性能允许的情况下可选动态增强扫描，周期时间＜ 10 s/ 期，扫描周期＞ 30 个，整个动态扫描时长约 5 min。

（4）扫描参数：原则为小 FOV、高分辨率扫描。二维序列层厚3.0 mm，层间隔 0.3 ～ 0.5 mm（前列腺二维扫描推荐无间隔扫描），FOV（160 ～ 200）mm×（160 ～ 200）mm，矩阵≥ 256×224。三维容积扫描序列层厚 2.0 ～ 3.0 mm，无间隔扫描，FOV（240 ～ 300）mm × （240 ～ 300）mm，矩阵≥ 256×160。动态增强扫描快速梯度回波三维 T_1WI 序列 TR、TE 均为最短，激励角 10°～ 15°。DWI 扫描 b 值 > 800 s/mm²。常规三期增强扫描采用高压注射器或手推钆对比剂，动态灌注增强扫描需要采用双筒高压注射器静脉团注对比剂，剂量为 0.1 mmol/kg，注射速率为 2 ～ 3 ml/s，并以相同速率注射等量生理盐水。

2. 子宫及附件 MRI

（1）线圈及体位：同上。

（2）方位及序列：①平扫序列，矢状面快速自旋回波 T_2WI 或 fs-T_2WI，扫描层面需平行于子宫长轴；轴面快速自旋回波 T_2WI、fs-T_2WI，快速自旋回波 T_1WI；冠状面快速自旋回波 T_2WI；矢状面或轴面 DWI。扫描范围包含子宫及两侧附件区域。②增强扫描序列，矢状面（子宫病变）或轴面（卵巢病变）快速梯度回波三维 T_1WI 序列，常规三期增强扫描，每期 15 ～ 20 s。在设备性能支持的情况下，选用动态增强扫描，周期时间 < 10 s/ 期，扫描周期 > 30 个，整个动态扫描时长约 5 min，获取组织血流灌注信息行灌注定量分析及时间 - 信号强度曲线分析。

（3）技术参数：原则为小 FOV、高分辨率扫描。具体扫描参数同上述前列腺扫描参数。

（三）影像检查选择策略

生殖系统检查以超声为首选检查方法，MR 为重要检查方法，CT 为补充检查方法。

第三节　腹膜后间隙 CT 及 MRI 检查

一、检查适应证

（1）腹膜后肿瘤的诊断、鉴别诊断及分期、监测治疗反应。

（2）腹膜后含液性病变、感染、腹膜后纤维化等。

（3）腹膜后病变术后的随访评估，观察术后积液或积血等。

（4）腹膜后肿大淋巴结的诊断与鉴别诊断。

二、检查前准备

同本章第一节。

三、扫 描 方 案

（一）CT 扫描方案

1. 对比剂使用　使用高压注射器，以 2～3 ml/s 的注射速率团注非离子型对比剂（300～370 mgI/ml），注射剂量为 50～80 ml。

2. 扫描范围　自横膈至髂嵴水平，包括腹膜后间隙的上下界；对于急性胰腺炎病例，还应包括整个盆腔。

3. 扫描参数　管电压 120 kV，管电流 200～320 mA，层厚 5～10 mm，层间距 5～10 mm，螺距 1～1.5。

4. 扫描时相　包括常规平扫和增强扫描。增强采用三期扫描：动脉期（30～40 s）、静脉期（70～90 s）、延迟期（120～180 s）。

（二）MRI 扫描方案

1. 线圈　体部线圈或心脏相控阵线圈。

2. 体位　仰卧位，头先进。定位中心对准线圈中心及剑突与脐连线中点或 ROI 中心。

3. 方位及序列　①平扫序列：轴面呼吸触发快速自旋回波 fs-T$_2$WI 序列（呼吸不均匀者可选用屏气 fs-T$_2$WI 序列）、快速梯度回波水脂同反相位（双回波）T$_1$WI 屏气采集序列，在设备性能允许的情况下扫描 DWI 序列，扫描范围覆盖 ROI；冠状面单次激发快速自旋回波 T$_2$WI 屏气采集序列。②增强扫描序列：轴面快速梯度回波三维 T$_1$WI 屏气采集序列三期或多期扫描，并补充冠状面扫描。

4. 扫描参数　二维序列层厚 6.0～8.0 mm，层间隔≤层厚×

20%，FOV（300 ～ 400）mm×（300 ～ 400）mm，矩阵≥ 288×224。三维序列层厚 2.0 ～ 4.0 mm，无间隔扫描，FOV（300 ～ 400）mm×（300 ～ 400）mm，矩阵≥ 256×160。婴幼儿可不使用呼吸触发。增强扫描以 2 ～ 3 ml/s 的速率注射常规剂量钆对比剂，并以相同速率注射等量生理盐水。

第四节　CT 及 MRI 新技术在泌尿生殖系统中的应用

一、泌尿系统结石成分分析

能谱 CT 物质分离技术、单能量图及有效原子序数能很好地检出泌尿系统结石并分析其主要成分，以指导治疗。研究表明，能谱单能量低千电子伏（40 ～ 50 keV）CT 值可以区分出尿酸结石与非尿酸类结石。单能量 50 keV 是肾结石成分分析的最佳参数，与常规 120 kVp 混合能谱 CT 图像相比，可以区分出尿酸结石、磷酸铵镁结石、胱氨酸结石、草酸钙结石及碳酸磷灰石结石（**图 1-2**）。

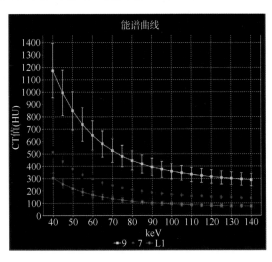

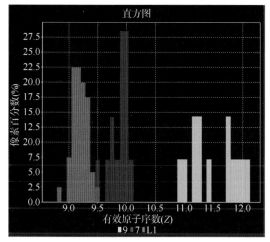

图 1-2　泌尿系不同成分结石成分分析

能谱 CT 曲线显示不同成分结石曲线斜率在低 keV 水平时具有明显差异，有效原子序数图可以有效区分示不同成分的结石

二、肿瘤鉴别诊断及分级

利用能谱 CT 物质分离碘图和虚拟平扫技术能在降低辐射剂量的基础上明确病灶有无强化，如区分单纯性、出血性或复杂囊肿，鉴别肾透明细胞癌、肾血管平滑肌脂肪瘤等良性或恶性肿瘤，对恶性肿瘤，如肾细胞癌（**图 1-3**）进行分级等。

另外，有学者研究表明宝石能谱 CT 定量测定前列腺病灶的碘含量是鉴别早期前列腺癌与前列腺增生的有用指标。在包括动脉期、静脉期和实质期的所有时相前列腺癌及良性增生的碘含量中均有差异。

三、磁共振尿路成像

磁共振尿路成像（MRU）是一种采用水成像技术的泌尿系统成像方法，且无须使用对比剂。该技术适用于临床常见的一些泌尿系统疾病，如肾结石、肾囊肿、肾积水、输尿管结石、狭窄等，不仅

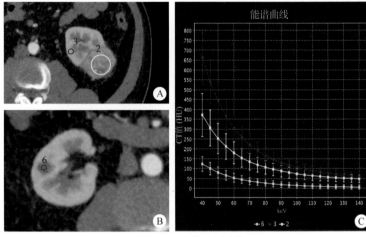

图 1-3　肾占位鉴别诊断

A、B. CT 增强皮质期轴位图像，左肾及右肾可见类圆形病灶；C. CT 能谱曲线示两者
斜率不同，黄色曲线为左肾病灶，低单能量水平 CT 值明显增加，提示病灶具有强化；
粉色曲线为右肾病灶，能谱曲线接近水平，提示病灶强化不明显

对于确定尿路梗阻平面和梗阻程度具有高度的准确率，也能确定梗
阻原因及进行病变的定性诊断（图 1-4）。

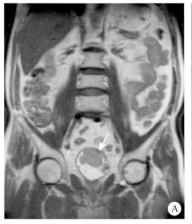
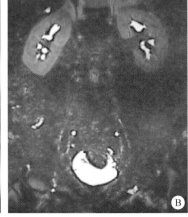

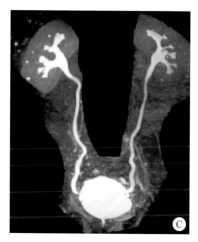

图 1-4　泌尿系统 MRU

A. 冠状位 T_2WI 图像示膀胱壁多发结节状长 T_2 信号（箭头），内生型生长；B. MRU 示膀胱内多发充盈缺损影；C. 对原始图像行 3D MIP 重建，清晰可见双侧泌尿系走行

四、磁共振波谱分析

磁共振波谱分析（magnetic resonance spectroscopy，MRS）主要是根据体内胆碱及其代谢产物含量的变化，通过波谱分析来诊断疾病，特别是前列腺癌的诊断及鉴别诊断，能够从分子水平反映组织的病理生理变化。恶性肿瘤组织内细胞代谢旺盛及增殖迅速导致前列腺 MRS 检查呈现异常升高的胆碱复合峰，这一特点使得 MR 在病变影像学诊断上不仅能够实现形态学诊断，而且在分析组织内部代谢成分中也起到一定的作用，较 CT 更具优势。其中，（Cho+Cr）/ Cit 用于评价外周带前列腺癌代谢的测量值（图 1-5）。

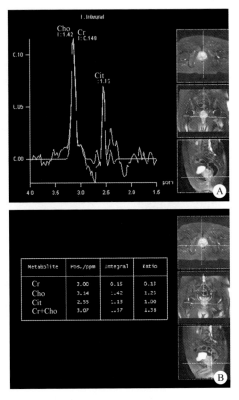

图 1-5 前列腺 MRS

MRS 诊断前列腺癌，主要依据胆碱（Cho）+ 肌酸（Cr）/ 枸橼酸盐（Cit）浓度的比值，
国外认为该比值大于 86%，国内认为比值大于 99% 时可诊断为前列腺癌

五、虚 拟 平 扫

随着能谱 CT 的问世，虚拟平扫技术慢慢进入大家的视线。所谓
虚拟平扫，即使用特殊的原始数据空间或图像数据空间的算法，去
除增强后强化图像内的碘而得到近似平扫的图像（**图 1-6**）。

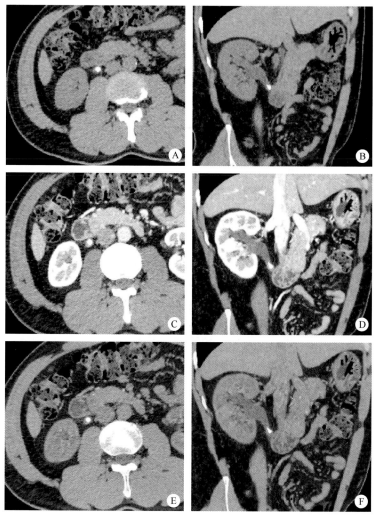

图 1-6　右侧输尿管结石虚拟平扫图像

A、B. 泌尿系统真实平扫轴位及斜位图像示右侧输尿管上段结石；C、D. 实质期轴位及
斜位图像示右肾盂轻度扩张积水；E、F. 由实质期图像进行虚拟平扫处理后示右侧输尿
管上段结石，右肾盂扩张积水，虚拟平扫图像质量近似于真实平扫图像质量

目前常用的虚拟平扫技术包括水基图（WB）、双能量减影融合、碘抑制技术（MSI）、多物质能谱（MMD）等。

在泌尿系统中，可以通过虚拟平扫技术直接使用增强图像得到近似平扫的图像，而节省下平扫图像所产生的辐射剂量。目前许多学者已开始利用各种虚拟平扫技术开展科研和临床工作。

（侯 平 吕培杰 贾永军）

第2章

泌尿生殖系统正常发育及解剖

第一节　泌尿生殖系统正常胚胎发育

泌尿生殖系统可以分为形态和功能完全不同的两个部分，即泌尿系统和生殖系统。二者来源于共同的胚层组织，即位于体腔背侧的间介中胚层。

（一）肾和输尿管的发生

胚胎发生第 3 周，颈部间介中胚层呈分节状，称为生肾节，其余部分的间介中胚层不分节。随着胚体侧褶的形成，间介中胚层向腹侧移动，并与体节分离，局部间充质增生，形成左、右两条纵行的索状结构，称为生肾索。第 4 周末，生肾索突向体腔，在背主动脉两侧形成一对纵行隆起，称为尿生殖嵴，是泌尿生殖系统的原基。不久，尿生殖嵴中部出现纵沟，将其分为外部的中肾嵴和内部的生殖腺嵴。

人类胚胎发生中，先后出现三套排泄器官，即前肾、中肾和后肾。由前肾经中肾到后肾的演化，重演了种系进化的过程，结构也由简单到复杂，最终的后肾保留下来，形成永久肾。

1. 前肾　在第 4 周初，在第 7 ～ 14 对体节外侧的生肾节共发生 7 ～ 8 对小管，称为前肾小管。小管一端通向胚内体腔，另一端弯向尾侧，与邻近的前肾小管相连通，形成一条纵行管，称为前肾管。人类前肾第 4 周末退化。

2. **中肾** 前肾小管未完全消失，中肾小管就开始发生。其发生部位继前肾小管之后，于第 14 对体节外侧的生肾索内形成由单层立方上皮构成的横行小管。此时，前肾管大部分保留，向尾部延伸为中肾管，从背外侧通入泄殖腔。中肾小管呈"S"形弯曲，内侧端膨大并凹陷形成肾小囊，囊内有从背主动脉分支而来毛细血管形成的血管球，两者共同组成肾小体。外侧与中肾管相通。胚胎发育到第 9 周，中肾小管大部分退化，仅留中肾管及尾端的中肾小管。中肾小管在男性形成生殖管道的一部分，在女性则仅残留一小部分成为附件。中肾在胚胎早期已有一定的排泄功能。

3. **后肾** 胚胎发育到第 4 周末，当中肾仍在发育中时，后肾即开始形成。后肾起源于中胚层的输尿管芽和生后肾原基两个不同的部分。输尿管芽是中肾管通入泄殖腔处管壁突出一个盲管。输尿管芽向胚体背侧及颅侧方向延伸，并长入中肾嵴尾端的中胚层组织中，反复分支，逐渐演变为输尿管、肾盂、肾盏和集合小管。在输尿管芽的诱导下，胚体尾端中肾嵴的细胞密集，并呈帽状包围在输尿管芽的末端，形成生后肾原基。生后肾原基的外周部分形成肾脏的被膜及肾内结缔组织，内侧部开始为一些实体的细胞团，以后每个细胞团逐渐分化成"S"形弯曲的后肾小管，后肾小管一端不断延长弯曲形成近端小管、髓袢和远端小管。远曲小管的末端与由输尿管芽分化而来的集合管接通，另一端为盲囊，末端凹陷成为肾小囊，包绕着由肾动脉分支所形成的毛细血管球，形成肾单位。由于后肾发生于尾端中肾嵴，故肾的原始位置较低。随着胚胎腹部生长和输尿管芽的伸展，后肾约从第 28 对体节处上升 4 个体节，肾门也由朝向腹侧转为朝向内侧，固定为永久位置。

（二）膀胱和尿道的发生

膀胱和尿道起源于泄殖腔。在人胚第 4～7 周时，由于尿直肠隔向尾侧延伸，将泄殖腔分隔成背侧的肛窦（肛直肠管）和腹侧的尿生殖窦。泄殖腔被分隔后，泄殖腔膜也被分成背侧的肛膜和腹侧的尿生殖窦膜。

膀胱和尿道由尿生殖窦演变而来。尿生殖窦可分为三段：上段发育为膀胱（从膀胱顶到脐之间的一段尿囊称为脐尿管，在胎儿出生前退化成脐中韧带）；中段在女性发育为尿道，在男性发育为尿道前列腺部和膜部；下段在女性发育为阴道前庭，在男性发育为尿道海绵体部。

输尿管位置的改变：尿生殖窦上段发育为膀胱，其顶端与尿囊相接，左、右中肾管分别开口于膀胱，随着膀胱的扩大，输尿管起始部以下的一段中肾管逐渐并入膀胱，成为膀胱背壁的一部分，使输尿管与中肾管分别开口于膀胱。并入膀胱的中肾管在膀胱壁上形成一个三角区，称为膀胱三角。

（三）生殖腺的发生和分化

生殖腺由三个不同的来源发生，即生殖上皮、生殖腺嵴的间充质及原始生殖细胞。生殖系统的发生过程分为性未分化和性分化两个阶段。

1. 未分化性腺的发生　胚胎第 4 周时，位于卵黄囊后壁近尿囊处有许多源于内胚层的大而圆的细胞，称为原始生殖细胞。第 5 周时，表面上皮向生殖腺嵴下方的间充质生出许多不规则的上皮细胞索，称为初级性索。胚胎褶卷时，一部分卵黄囊被卷入胚体，第 6 周开始原始生殖细胞以变形运动的方式沿背侧肠系膜向生殖腺嵴迁移，约 1 周内迁移完成，并散在分布于初级性索内。

2. 睾丸的发生　胚胎性染色体为 XY 时，未分化性腺在睾丸决定因子的作用下，初级性索增殖，并与表面上皮分离，分化为祥状的生精小管，末端形成睾丸网。生精小管之间的间充质细胞分化为睾丸间质细胞，并分泌雄激素。胚胎的生精小管为实心细胞索，由初级性索分化来的支持细胞和原始生殖细胞分化的精原细胞组成。在胚胎的生精小管中大部分是支持细胞，这种结构状态持续至青春期。

3. 卵巢的发生 当性染色体为XX时，未分化性腺分化形成卵巢。卵巢的形成是初级性索向深部生长，并在该处形成不完善的卵巢网。随后，初级性索与卵巢网退化，成为卵巢髓质。生殖腺表面上皮又一次增生，向深层间充质内又一次长出许多含有原始生殖细胞的增厚的上皮索，称为次级性索。随着次级性索的生长发育，皮质部分逐渐增大，在次级性索中的原始生殖细胞分化为卵原细胞，卵原细胞进一步分裂增多，分化为初级卵母细胞。约在第16周，次级性索开始断裂，形成许多孤立的细胞团，进而发展成为原始卵泡。

4. 睾丸和卵巢的下降 生殖腺尾侧到阴囊或大阴唇间，有一条引带，末端与阴唇阴囊隆起相连，其随胚体增长相对缩短，导致生殖腺逐渐下降。第18周时，生殖腺的位置移至骨盆边缘，卵巢即停留，睾丸则继续下移，第6个月达腹股沟管上口。第7个月开始，当睾丸通过腹股沟管时，腹膜向阴囊突出一个盲囊，称为睾丸鞘突。鞘突随睾丸进入阴囊，形成鞘膜腔。第8个月时，睾丸降入阴囊后，鞘膜腔与腹膜腔间的通道逐渐封闭。促性腺激素和雄激素对睾丸下降有调节作用。

5. 生殖管道的发生和演变 在未分化期，第6周胚胎发生一对中肾管和一对中肾旁管（米勒管），这两对管道将分别发育成男性和女性生殖管道。中肾旁管由中肾嵴的体腔上皮内陷卷褶而成，上段位于中肾管外侧，两者相互平行；中段弯向内，越过中肾管的腹面，到达中肾管的内侧；下段左、右中肾旁管在中线合并。中肾旁管上端呈漏斗形朝向腹腔，下端是盲端，突入尿生殖窦的背侧壁，其末端的中胚层组织增生，在窦腔内形成一隆起，称为窦结节。中肾管开口于窦结节的两侧。

6. 男性生殖管道的分化 生殖腺分化为睾丸，睾丸间质细胞分泌的雄激素促进中肾管发育，同时睾丸支持细胞产生的抗中肾旁管激素，抑制中肾旁管的发育，并使其退化。

7. 女性生殖管道的分化　生殖腺分化为卵巢，因缺乏雄激素的作用，中肾管退化，同时因缺乏抗中肾旁管激素的抑制作用，中肾旁管则继续发育。

窦结节增生形成阴道板，阴道板起初为实心结构，在胚胎第5个月时，演变成管道，内端与子宫相通，外端形成一薄膜，附着在阴道口周边，以后此膜穿孔形成两片半月形膜，称为处女膜。

8. 男性外生殖器官的分化　在雄激素作用下，外生殖器向男性特征发育。生殖结节增长形成阴茎，生殖结节顶端较大部分则发展为阴茎头。两侧的尿生殖褶在腹侧中线逐渐融合，愈合处留有融合线，称为阴茎缝。左右阴唇阴囊隆起移向尾侧，并相互在中线处愈合成阴囊，合并后留有痕迹，称为阴囊缝。外生殖器自然发育演变是朝女性方向分化，而向男性方向分化是受睾丸产生的雄激素的影响。如胎儿缺乏双氢睾酮或对雄激素不敏感，外生殖器将发育为女性表现型或出现不同程度的男假两性畸形。

9. 女性外生殖器官的分化　女性外生殖器的分化发育比男性稍迟。胚胎第 9～12 周，生殖结节稍增长成为阴蒂。两侧的尿生殖褶不合并，形成小阴唇。左右阴唇阴囊隆起发育增大，在阴蒂前方愈合，形成阴阜，后方形成大阴唇。

第二节　泌尿生殖系统 CT 及 MRI 解剖

（一）泌尿系统正常 CT 表现

1. 肾　平扫时两侧肾在周围低密度脂肪组织的对比下，表现为圆形或卵圆形软组织密度影，边缘光滑、锐利，肾实质密度均匀，皮、髓质不能分辨，CT 值平均为 30 HU。肾窦内脂肪呈较低密度，肾盂为水样密度。肾的中部层面见肾门内凹，指向前内。肾动脉和静脉呈窄带状软组织影，自肾门向腹主动脉和下腔静脉走行。快速注入对比剂后即刻扫描，皮质强化呈环状高密度，并有条状高密度间隔伸入内部，髓质未强化，仍为低密度。1 min 后扫描，髓质内对比剂增多，密度逐渐增高，皮、髓质密度相等，分界消失，肾脏呈均匀高密度，CT 值可达 140 HU。由于对比剂用量及注射速度不同，强化程度的变化范围较大。5 ～ 10 min 检查，肾实质强化程度减低，肾盏、肾盂和输尿管内充盈对比剂，密度逐渐升高而显影（**图 2-1**）。

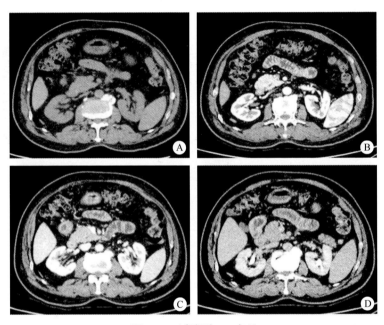

图 2-1　正常肾脏 CT 表现

A. CT 平扫，肾实质密度均匀，肾窦呈低密度；B. 增强扫描皮质期，皮质强化明显，可见肾柱深入髓质；C. 增强扫描实质期，髓质明显强化，皮质、髓质不能分辨；D. 增强扫描排泄期，肾盂肾盏开始显影

　2. 输尿管　平扫时正常输尿管显示不佳，两侧输尿管充盈对比剂时，横断面呈圆形高密度影，位于脊柱两旁、腰大肌的前方。

　3. 膀胱　平扫时膀胱大小、形状及膀胱壁的密度与充盈程度有

关。适度充盈的膀胱呈圆形或卵圆形（图 2-2）。膀胱腔内尿液呈均
匀水样密度。膀胱内有尿液充盈，在周围低密度脂肪组织的对比下，
膀胱壁显示为厚度均一的薄壁软组织密度，内外缘光滑，厚度一般
不超过 3 mm。增强扫描，早期显示膀胱壁强化，排泄期扫描，膀胱
内充盈含对比剂的尿液，为均匀高密度。如对比剂与尿液混合不均，
表现为下部密度高、上部密度低的"液 - 液"平面。

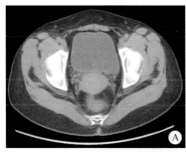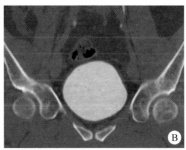
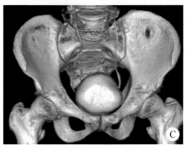

图 2-2　正常膀胱 CT 表现

A. 平扫期膀胱 CT 轴位，膀胱充盈呈类方形，膀胱腔内尿液为均一水样低密度；B. 排
泄期膀胱 CT 冠状位，膀胱壁在周围低密度脂肪和腔内高密度对比剂衬托下显示为厚度
　均一的薄壁软组织影；C. 排泄期膀胱容积再现（VR）图，直观显示膀胱毗邻关系

　　4. 肾上腺　CT 平扫时肾上腺呈均匀的软组织密度影。右侧肾上
腺呈"人"字形，左侧肾上腺表现为"Y"字形，边缘光滑，侧支厚

度小于 10 mm，增强扫描后肾上腺呈均匀强化。

（二）泌尿系统正常 MRI 表现

1. 肾　在 MRI 检查时可行冠状面、矢状面和横断面成像。由于有肾周脂肪对比，边界清楚，肾门和肾盂均能清楚显示。SE 序列检查，T_1WI 上，由于皮质与髓质的含水量不同，皮质信号稍高于髓质，T_2WI 上均呈稍高信号，皮质、髓质分辨较差（图 2-3）。肾盂的信号较肾实质更低，类似于水的信号强度。肾窦脂肪组织在 T_1WI 和 T_2WI 上分别呈稍高信号和中等信号。肾动脉和静脉由于流空效应均呈低信号。MRI 增强检查，肾实质强化形式取决于检查时间和成像速度。

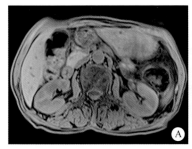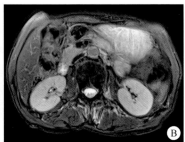

图 2-3　正常肾脏 MRI 表现

A. T_1WI，肾皮质信号稍高于肾髓质；B. T_2WI，肾皮质、髓质呈稍高信号

2. 输尿管　常规扫描不易显示输尿管，如输尿管内恰好含有尿液，T_1WI 上表现为低信号，T_2WI 上为高信号。磁共振尿路成像（MRU）可较好地显示肾盏、肾盂及输尿管的全程，类似于 X 线尿路造影表现。

3. 膀胱　MRI 检查如膀胱内充盈尿液时，T_1WI 上为低信号，T_2WI 上为高信号（图 2-4）。膀胱壁的信号强度与肌肉相似，T_1WI 上信号比尿液信号高，T_2WI 上信号比膀胱内尿液和周围脂肪信号低，形成较显著的对比，膀胱壁显示清楚。

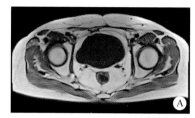 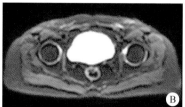

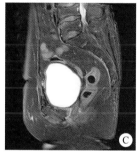

图 2-4　正常膀胱 MRI 表现

A. T_1WI 上膀胱内尿液表现为低信号，膀胱壁呈稍高信号；B. T_2WI 上膀胱内尿液为高信号；C. 矢状位 T_2WI 脂肪抑制序列

4. 肾上腺　正常肾上腺大小、形态、边缘与 CT 表现相同，信号明显低于周围脂肪组织，增强后呈均匀强化。

（三）男性生殖系统正常 CT、MRI 表现

前列腺位于膀胱底及泌尿与生殖膈之间，呈栗子形或倒锥形，前邻耻骨联合，后为直肠，中央有尿道通过。前列腺分为五个小叶：尿道前的前叶、两侧的侧叶、尿道后的中叶及后叶。组织学上又将前列腺分为中央带、移行带及外周带。中央带主要是中叶，移行带为尿道旁的两侧叶部分，外周带相当于侧叶及后叶的部分。精囊是一对卷曲的管道结构，内含精液，位于前列腺上方，膀胱之后，为椭圆形。

1. CT 表现　前列腺紧邻膀胱下缘，横断面显示为椭圆形软组织密度影，境界清楚（**图 2-5A**）。前列腺大小随年龄增大而增大。年轻人前列腺平均上下径为 3 cm，前后径为 2.3 cm，横径为 3.1 cm。而在老年人分别为 5 cm、4.3 cm、4.8 cm。精囊与前列腺周围为低密度脂肪组织包绕，CT 平扫能清晰显示，精囊位于膀胱底后方，呈八字状对称的软组织密度影，边缘常呈小的分叶状（**图 2-5B**）。两侧精囊于中线部汇合。精囊前缘与膀胱后壁之间为三角形低密度脂肪间隙，称为膀胱精囊角。仰卧位时，此角为 30° 左右。俯卧位时精囊紧贴膀胱，此角消失。所以，在判断膀胱或前列腺肿瘤有无侵及精囊时，需仰卧位扫描观察此角是否存在和对称。

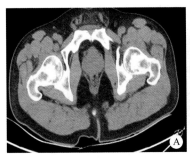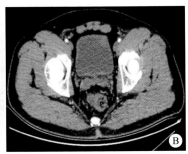

图 2-5　正常前列腺（A）、精囊（B）CT 表现

2. MRI 表现　前列腺在 T_1WI 上呈均一低信号，强度类似肌肉信号，前列腺周围是高信号的脂肪组织，其中可见蜿蜒状低信号的静脉丛（**图 2-6A**）。T_2WI 上，自内向外前列腺各区因组织结构和含水量不同而可分辨（**图 2-6B**）。前列腺的外周带比中央带和移行带的腺体多、间质成分少，因为腺体含水量多，所以移行带和中央带呈低信号，外周带为高信号，周边可见低信号环影，代表前列腺被膜。精囊位于前列腺后上方和膀胱后方，由卷曲的细管构成，内含液体。T_1WI 上呈低信号（**图 2-6C**），T_2WI 上呈高信号（**图 2-6D**）。

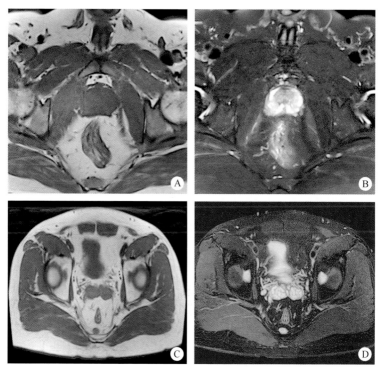

图 2-6　正常前列腺、精囊 MRI 表现

A. 正常前列腺 T_1WI；B. 正常前列腺 T_2WI；C. 正常精囊 T_1WI；D. 正常精囊 T_2WI

（四）女性生殖系统正常 CT、MRI 表现

　　子宫分子宫体部和子宫颈，其中输卵管入口以上的部分称为子宫底部，宫体与宫颈之间的狭窄部分为子宫峡部，子宫颈的下端由凸入阴道的子宫颈阴道部及其上方的子宫颈阴道上部组成。子宫的形态呈倒置的梨形，发育成熟的子宫一般长径 7 ～ 9 cm，左右径 4 ～ 5 cm，前后径 2 ～ 3 cm，子宫体长 4 ～ 6 cm，宫颈长约 3 cm。子宫颈矢状位长 4 ～ 5 cm，厚 3 ～ 4 cm，未产妇细长，经产妇粗短。子宫颈内腔呈梭形，为宫颈管，长 2.5 ～ 3.0 cm，主要由结缔组织组成，颈管

内膜为柱状上皮，宫颈阴道部覆以鳞状上皮，在宫颈外口与颈管状上皮相邻，即所谓的移行带/鳞柱交界。受激素/阴道酸碱度的影响，移行带可上移或外移，为宫颈癌的好发位置。宫旁系子宫体和宫颈两侧缘旁与子宫阔韧带之间的结构，主要由大量疏松结缔组织包括血管和淋巴结等构成，这一区域常常成为病变向周围组织器官扩散的通路。

成人女性卵巢长3～5 cm、宽1.5～3 cm、厚0.5～1.5 cm，与年龄、激素水平、月经周期有关。一般呈卵圆状，表面光滑。卵巢由纤维薄层包裹，其内的卵巢基质由成纤维细胞、平滑肌、动脉、淋巴管、神经和卵泡组成。

输卵管起源于米勒管，开始处于垂直状态，随卵巢的迁移变成接近水平位置。其占据阔韧带的上部分，长10～12 cm，直径0.4～0.9 cm。解剖分为四部分：①间质部，又称子宫部，穿行于子宫的壁内，经输卵管子宫口与子宫腔相通；②峡部，短而细，壁厚腔窄，炎症时易阻塞，宫外孕发生在此处易导致大出血，此位置固定，是输卵管结扎的常用部位；③壶腹部，占输卵管全长的2/3，较膨大而弯曲，输卵管多在此受精；④漏斗部，包括伞部，为输卵管外侧的膨大部分，形如漏斗，开口处为输卵管腹腔口，与腹腔相通，女性腹膜腔借输卵管、子宫和阴道与外界相通，有逆行感染的可能。输卵管的动脉来自子宫动脉和卵巢动脉的分支，静脉汇入子宫阴道丛，淋巴管一般输入髂内淋巴结，神经由内脏神经支配，来自子宫阴道丛和卵巢丛。

1. CT表现 子宫体呈横置梭形或椭圆形的软组织密度影（**图2-7A**），边缘光滑锐利，CT值40～80 HU，中央可见一小圆形略低密度影，为宫腔及分泌液。阴道内填充纱布塞子后可显示子宫颈，外缘光滑横径小于3 cm。增强检查，子宫肌明显均一强化，中心低密度宫腔显示更为清晰。输卵管和卵巢位于子宫底部两侧，稍偏后方，位置随子宫位置的改变而有较大的变化，卵巢在CT上为子宫角两侧圆形或椭圆形软组织密度影，正常输卵管在CT上不易显示。

2. MRI 表现　婴儿期子宫体与子宫颈之比为 1：2，随年龄增大，两者比例逐渐增大，生育期比例可达 2：1。儿童期宫腔及子宫内膜显示不佳，主要表现为 T_2WI 上膀胱后方条带状低信号。成人子宫以矢状位显示为佳。MRI 检查，T_1WI 上子宫体、宫颈和阴道为一致性较低信号。T_2WI 矢状位上能清晰显示子宫体、宫颈和阴道的解剖结构（图 2-7B）。子宫体由三层组成（图 2-7C）：①子宫肌层，厚度为 1～3 cm，T_1WI 上呈均匀的中等信号影。②子宫内膜，厚度为 1～7 mm，T_1WI 上为稍高信号，T_2WI 上为子宫中央的长条状均匀高信号。③联合带，是子宫肌与内膜之间的一条状结构。T_2WI 上呈低信号，厚度约 5 mm，在月经期边界更清晰。宫颈自内向外分为四种信号，宫颈管内含黏液呈高信号，宫颈黏膜呈中等信号，宫颈纤维化间质呈低信号，宫颈肌层呈中等信号。子宫颈部与宫体不同，无周期性变化。增强后宫颈黏膜及基质表现为逐渐强化，至延迟期强化均匀，基质强化信号略低于黏膜信号。阴道全长 7～9 cm。MRI 矢状位显示最佳，T_1WI 上阴道壁呈中等信号，T_2WI 上呈低信号。阴道内主要为分泌液及上皮，呈明显高信号。正常育龄期妇女的卵巢 MRI 表现与月经周期有关，在 T_1WI 上呈均匀等信号，与周边组织不易分辨（图 2-8A）；T_2WI 上中低信号的皮质与稍高信号的髓质，呈带状分布；卵泡沿皮质下分布，T_1WI 上呈低信号，T_2WI 上呈均匀高信号，其中每个卵泡均由厚约 1 mm 的低信号囊壁围绕，以区别于其他卵泡（图 2-8B）。绝经后卵巢呈均匀 T_2WI 低信号，不易识别。

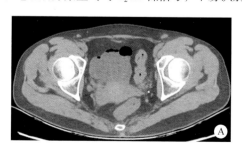

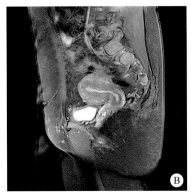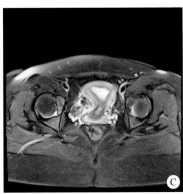

图 2-7 正常子宫 CT、MRI 表现

A. 正常子宫体部 CT 平扫；B. 正常子宫 T₂WI 矢状位；C. 正常子宫体部 T₂WI 轴位

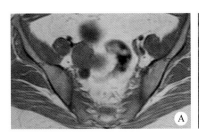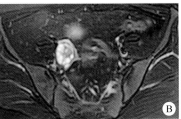

图 2-8 正常卵巢 CT、MRI 表现

A. 正常卵巢 T₁WI；B. 正常卵巢 T₂WI

第三节 腹膜后间隙 CT 及 MRI 解剖

（一）腹膜后间隙解剖

腹膜后间隙位于后腹部，又称后腹膜腔，是壁腹膜与腹横筋膜之间的间隙及其内解剖结构的总称，上达横膈，下至盆膈。位于其内的器官有胰腺、部分十二指肠、肾上腺、肾脏、输尿管等。此间隙内还有腹主动脉、下腔静脉及分属支、神经干（交感神经、脊神经）、

淋巴结、淋巴管及大量疏松结缔组织、脂肪、肌肉、筋膜、胚胎残留组织、原始泌尿生殖嵴残留部分,以上组织均可成为肿瘤起源。腹膜后间隙分为三个解剖区,肾筋膜前后两层,即肾前筋膜和肾后筋膜,以及二者在升、降结肠后融合形成的侧椎筋膜,将腹膜后间隙分为三个间隙,即肾旁前间隙、肾周间隙及肾旁后间隙。

1. 肾旁前间隙 位于肾前筋膜与后壁腹膜之间,外侧止于侧椎筋膜,两侧的间隙潜在相通,其内含胰腺,十二指肠的降部、水平部及升部,升、降结肠,以及供应肝、脾、胰腺和十二指肠的血管。肾旁前间隙内任何结构的病变都可能引起肾前筋膜和侧椎筋膜的增厚,最常见的病因来源于胰腺、结肠、十二指肠或阑尾。而肾脏很少是肾旁前间隙病变的原因。

2. 肾周间隙 位于肾前筋膜与肾后筋膜之间,内含肾上腺、肾脏、肾脏血管及周围的脂肪囊。肾筋膜上方与膈筋膜相融合,外侧与侧椎筋膜相融,下方肾筋膜前后两层与髂筋膜及输尿管周围的结缔组织疏松融合或相连,因此,此间隙下部与髂窝相通,内侧肾前筋膜融会于肠系膜根部围绕大血管的致密结缔组织中,肾后筋膜则与腰大肌和腰方肌筋膜融合。肾周间隙内器官的病变导致肾筋膜增厚,并侵犯肾周脂肪囊。

3. 肾旁后间隙 位于肾后筋膜与腹横筋膜之间,其内仅含脂肪组织,内侧止于肾后筋膜与腰大肌、腰方肌筋膜融合处,外侧与腹侧壁的腹膜外脂肪层相连,下方在髂嵴水平是开放的。上方、肾旁后脂肪层向上伸延至膈下腹膜外脂肪层。此间隙不含重叠的器官,因此病变很少来源于此处。肾旁后间隙病变常与其他腹膜后间隙病变有关。

4. 腹膜后间隙之间的交通 尽管腹膜后三个间隙在解剖上是完整的,但它们之间存在潜在的交通,一个间隙的病变可波及另外的间隙。①同侧的三个腹膜后间隙在髂嵴平面下潜在相通。②两侧的肾旁前间隙在中线潜在相通。③两侧的肾周间隙在中线是否相通,存在争议,多数人认为潜在相通。④两侧的肾旁后间隙中线不相通,但通过腹前壁的腹膜外脂肪层使两侧在前方潜在相通。⑤盆腔病变可直接蔓延至腹膜后三个间隙，直肠、乙状结肠病变也容易波及腹膜后间隙。⑥任何一个间隙的病变，可因为脓液、胰腺消化酶的作用或肿瘤侵蚀、破坏筋膜的屏障作用而直接侵犯其他间隙。

（二）正常 CT 表现

用较宽的窗技术，CT 平扫时即可在腹膜后脂肪的承托下，显示线样的肾前、后筋膜及两者向外融合的侧椎筋膜（**图 2-9A**）。CT 是腹膜后间隙首选和主要的检查方法。

（三）正常 MRI 表现

平扫及增强扫描显示双侧肾脏后方线状肾后筋膜影，该影像明确划分出肾旁后间隙与肾周间隙（**图 2-9B**）。腹膜后脂肪在 T_1WI 和 T_2WI 上均为高信号，膈脚和腰大肌为低信号，腹部大血管因流空效应也呈低信号。

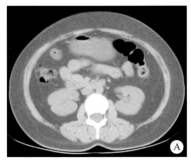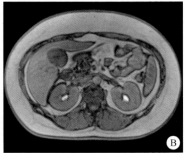

图 2-9 正常肾脏层面 CT、MRI 表现

A. 正常肾脏层面 CT；B. 正常肾脏层面 T_1WI

第四节　泌尿生殖系统常见变异

肾的先天异常按胚胎发育情况分类为：①后肾发育障碍，主要

包括肾不发育和肾发育不良；②肾小球 - 肾小管结构异常，主要包括肾囊肿性病变中的单纯肾囊肿、肾多发性囊肿、多囊肾；③原始肾组织块分裂停顿，主要包括马蹄肾（**图 2-10**）、单侧融合肾、盆腔融合肾；④肾异位和血管生长紊乱，主要包括单侧异位肾、双侧异位肾、交叉异位肾、肾旋转不良、肾血管异常。

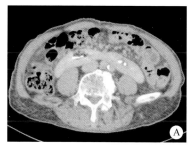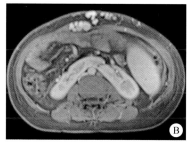

图 2-10　马蹄肾 CT、MRI 表现

A. 马蹄肾 CT；B. 马蹄肾皮质期增强 MRI

　　输尿管先天异常包括：①输尿管不发育或发育不全；②输尿管重复畸形（**图 2-11**）或单输尿管异位系统；③输尿管异位开口；④输尿管囊肿；⑤输尿管先天狭窄或梗阻（先天性输尿管狭窄、先天性输尿管瓣膜、输尿管盲端）；⑥先天性巨输尿管；⑦输尿管位置异常（腔静脉后输尿管、髂动脉后输尿管）；⑧输尿管逆流。

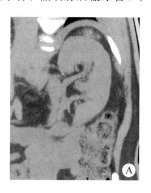

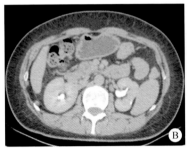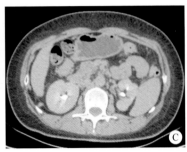

图 2-11　肾盂重复畸形 CT 表现

A.肾盂重复畸形 CT 平扫多平面重建；B、C.肾盂重复畸形增强 CT 排泄期不同层面

　　膀胱先天异常包括：①膀胱发育不全（重复畸形、先天性憩室）；②脐尿管异常（脐尿管不闭、脐尿管憩室、脐尿管瘘、脐尿管囊肿、脐尿管残余）；③梅干腹综合征；④膀胱外翻；⑤先天性巨膀胱、细小结肠、蠕动低下综合征。

　　尿道先天异常包括：①尿道先天性狭窄或扩张；②尿道憩室；③后尿道瓣膜；④前尿道瓣膜；⑤尿道重复畸形。

（张丹庆　贾永军　吕培杰）

第 3 章

泌尿系统先天发育畸形

第一节　泌尿系统重复畸形

【典型病例】

病例一　患者，女，53 岁，体检发现右肾占位（图 3-1）。

病例二　患者，女，30 岁，体检发现左肾形态异常（图 3-2）。

【临床概述】

（1）泌尿系统重复畸形是最常见的先天性肾脏异常之一，其特征为患侧拥有两套肾盂输尿管系统。泌尿系统重复畸形可分为完全型和部分型，完全型含有两条正常长度的输尿管，而部分型的输尿管会在膀胱 - 输尿管连接处前发生融合。

（2）泌尿系统重复畸形与胚胎期输尿管芽发育缺陷有关。完全型重复畸形系由中肾管两个输尿管芽形成，重复的输尿管完全分开，

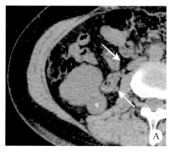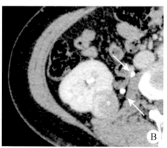

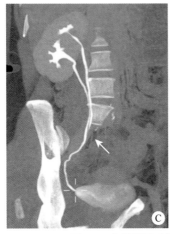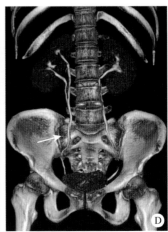

图 3-1 右侧泌尿系统重复畸形（部分型）

A. 横轴位 CT 平扫见右肾内侧两条输尿管伴行（箭），右肾上极见等密度结节（*），术后病理为肾透明细胞癌；B. 横轴位 CT 增强排泄期见右侧两条伴行输尿管显影（箭）；C、D. 利用 MIP 和 VR 重组技术可直观显示右侧双套肾盂、输尿管结构，并见两条输尿管于骶 1 椎体水平汇合（箭）

分别引流两个肾盂的尿液；不完全重复畸形是源自中肾管的输尿管异常分叉所致。在完全型重复畸形中，下极的肾脏常为正常结构，输尿管开口正常，而上极的肾脏多存在发育较小的情况，静脉肾盂造影不显影而易误诊为上极肿块压迫中、下肾盏，其相连输尿管多向下、向内侧移位，常合并输尿管开口异位。

（3）根据 Weigert-Meyer 规则，女性输尿管异位开口可位于外尿道括约肌上方（即膀胱），也可位于外尿道括约肌下方（即尿道、阴道上部、子宫或输卵管）。而男性输尿管异位开口则始终位于外尿道括约肌上方（即膀胱、尿道前列腺部、附睾、精囊、输精管或射精管）。

（4）若无泌尿系统并发症，泌尿系统重复畸形可无临床症状。当合并异位输尿管开口时，可导致肾盂、输尿管积水；合并尿路结石及感染时，可有尿路刺激症状等。

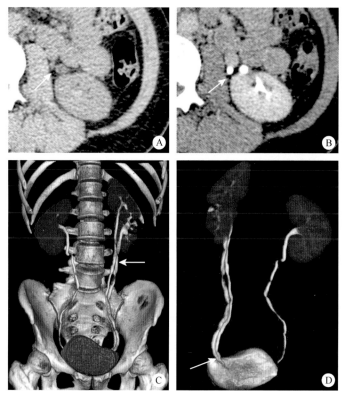

图 3-2　左侧泌尿系统重复畸形（完全型）

A. 横轴位 CT 平扫见左肾内侧两条输尿管伴行（箭）；B. 横轴位 CT 增强排泄期左侧两条伴行输尿管显影（箭）；C、D. 利用 VR 重组技术可直观显示左侧双套独立的肾盂、输尿管结构（箭），两条输尿管正常开口于膀胱后壁

【影像表现】

1. 静脉尿路造影表现　可显示患肾的双套肾盂、输尿管系统。由于上部的肾脏多发育不全，上部肾盂小且肾盏少，位于上侧的肾脏收集系统可显影不良或不显影。

2. 超声表现　在泌尿系统重复畸形中，超声检查可显示肾脏体积增大、有两个独立的集合系统及各自的输尿管，或探及两条粗细不一的输尿管，扩张者呈无回声管状，彩色多普勒可显示重复肾血供情况。

3. CT 表现　重复肾的两个肾脏常融合成一体，体积较健侧肾脏大，其间有一线沟为分界线。通常上极肾脏发育较小，且常表现为单个肾盏，强化扫描中其强化程度可与正常肾脏相同或无明显强化。CT 尿路成像（computed tomography urography，CTU）不仅可清晰显示重复肾及输尿管的解剖结构，亦可显示合并的其他异常，如肾盂输尿管结合部狭窄、输尿管开口异位等。

4. MRI 表现　MRI 常规平扫、增强及磁共振尿路成像（MRU）的影像学表现与 CT 相仿，可直观显示病变并协助诊断其分型。

【鉴别诊断】

静脉尿路造影、CTU 和 MRU 检查均可显示泌尿系统重复畸形，且征象明确，不难诊断。

【重点提醒】

（1）重复肾有共同的被膜，多为上下排列，上部肾一般体积较小。横轴位 CT 容易漏诊和误诊，CT 冠状位、矢状位多平面重建（MPR）及 VR 重组可以清晰地显示重复肾的形态和结构。

（2）重复肾常合并其他泌尿器官畸形，如输尿管异位开口、输尿管囊肿等，需注意观察。

【影像检查选择策略】

无症状的泌尿系统重复畸形常在体检时发现。B 超检查可以清楚地显示重复的肾结构，包括可见双肾门结构。但在无积水的情况下，B 超检查对评估输尿管重复畸形的作用有限。静脉性肾盂造影、CT 和 MRI 对显示收集系统的解剖情况效果较好。另外，CT 和 MRI 可显示合并的其他异常，动态增强亦可间接评估肾脏功能，弥补静脉肾盂造影检查的不足。

第二节　肾融合畸形

【典型病例】

患者，女，72 岁，体检发现肾脏形态异常（图 3-3）。

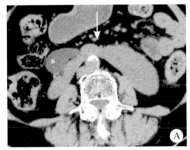
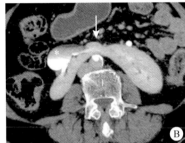

图 3-3　马蹄肾

A. 横轴位 CT 平扫见双肾下极向前于腹主动脉前方、约腰 4 椎体水平融合（箭），双肾门朝向前侧，考虑合并双肾旋转不良，右侧肾盂可见扩张、积水（*）；

B. 增强扫描排泄期见峡部强化与正常肾实质相同（箭），右肾盂扩张、积水（*）；

C. CT 排泄期 VR 图可直观、立体显示双肾下极融合呈马蹄状（箭）

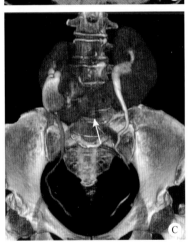

【临床概述】

（1）肾融合畸形是泌尿生殖道常见的先天性异常之一，分为部分融合畸形（如交叉融合异位、马蹄肾）和完全融合畸形（如盆腔肾融合）。肾融合畸形通常与肾脏旋转、迁移和血管供应异常有关，容易发生其他并发症，并给腹膜后手术和干预带来困难。大多数肾融合畸形的患者无任何症状，部分出现症状者多与其他先天性/获得性疾病相关，如结石形成、膀胱输尿管反流、复发性尿路感染、肾血管性高血压等。

（2）肾融合畸形的发生机制尚不明确，目前有动脉分叉理论、异常尾端屈曲和旋转理论、输尿管异常发育理论等，其中以动脉分叉理论接受度最广，该理论认为在双肾上升过程中，任何脐带动脉的改变都可能导致肾脏的移位及融合。

（3）马蹄肾是最常见的肾融合异常，占所有病例的90%。新生儿的发病率为1：（400～600），男女比例为2：1。马蹄肾分为对称型和非对称型。对称型马蹄肾以中线融合为特征，融合点可在下极（U形；90%）、上极（倒U形）或两极（盘肾）。极少数情况下，一侧肾脏上极可能与对侧肾脏的下极融合（S形或乙状肾）。不对称马蹄肾以肾脏外侧融合为特征，通常为左侧优势型。

（4）马蹄肾（U形）表现为双肾的下极向内并穿过中线融合，形成功能性肾实质（80%）或纤维化组织的峡部，峡部可能位于肾脏正常上升路径上的任何位置，多见于 L_4 椎体水平（40%）、L_3 椎体水平（40%）或骨盆（20%）。此外，肾脏融合也会阻止肾脏的正常旋转，因此双肾盂多朝向前而非前内侧，双侧输尿管亦先向外侧走行穿过峡部前表面，再向内侧走行。

（5）马蹄肾的动脉供应多变，可分为Ⅰ型（双肾动脉从正常位置产生）、Ⅱ型（除正常双肾动脉外，远端主动脉或髂动脉见一个或多个异位动脉）和Ⅲ型（所有肾动脉均起源于异位）。

【影像表现】

1. 静脉尿路造影表现 正常肾脏在平片上位于脊柱两旁，肾轴与腰大肌外缘平行。U形马蹄肾的特征性改变为两肾位置较低，两肾下极斜向内侧靠近脊柱。静脉尿路造影检查可见两肾下肾盏距离缩短，上肾盏距离增大，可伴有旋转异常。

2. 超声表现 超声在肾融合畸形中可显示位置偏低、形态异常的肾脏，融合肾的血流信号与正常肾脏相似，但在融合部位可能会出现血流信号的改变。

3. CT 表现　马蹄肾是最常见的肾融合异常，在 CT 检查中表现为双肾位置较低，双肾下极内斜向脊柱靠近，下极相连，可伴有旋转异常。增强扫描可见双肾密度及强化程度等与正常肾实质相同，实质峡部和纤维性峡部可通过强化进行区分。CT 可同时显示其他异常，如结石、肾积水等，增强扫描亦可清晰地显示融合异常的血管和尿路解剖。

4. MRI 表现　MRI 平扫、增强扫描表现与 CT 相仿。

【鉴别诊断】

静脉肾盂造影、超声检查均可发现相关异常，CT 和 MRI 具有特征性表现，易于诊断。

【重点提醒】

肾融合畸形因解剖异常，容易合并其他并发症，如肾盂输尿管交界处梗阻、多囊性肾发育不良、膀胱输尿管反流、肾结石、复发性肾感染、创伤和肿瘤等，阅片时需要重点关注。

【影像检查选择策略】

静脉尿路造影可以显示肾脏和肾盂系统的异常位置、方向、输尿管的走行，以及对排泄肾功能的粗略评估。然而，它不能用于区分马蹄肾实质和纤维性峡部，或显示复杂的血管解剖。超声常用于肾脏融合畸形的初步筛查和评估。但超声依赖于操作者的经验水平，且对于肥胖患者及纤维性峡部马蹄肾显示欠佳。CT 及 MRI 尿路造影有助于评估复杂的肾脏解剖、与邻近结构的关系、血管解剖和并发症。CT 对肾及输尿管结石显示良好，但 MRI 无电离辐射亦是一种优势，临床可根据实际情况进行选择。

第三节　先天性肾盂输尿管结合部狭窄

【典型病例】

病例一　患者，男，11 岁，反复腹痛 5 年（图 3-4）。

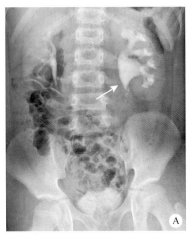
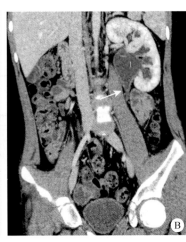

图 3-4 左侧肾盂输尿管结合部狭窄

A. 静脉肾盂造影解除压迫后摄片见左肾增大，左侧肾盂输尿管结合部狭窄，呈鸟嘴状（箭），其上方肾盂、肾盏明显扩张；B. CT 增强实质期冠状位显示狭窄处更为清晰

病例二 患者，男，17 岁，体检发现左肾重度积液（图 3-5）。

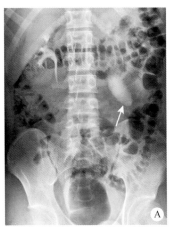
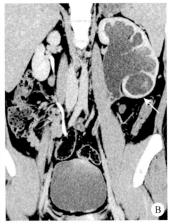

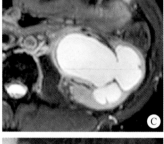
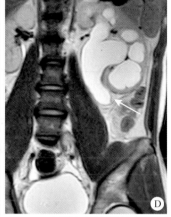
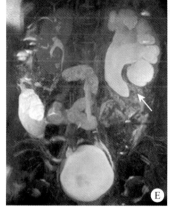

图 3-5　左侧肾盂输尿管结合部狭窄
A. 静脉肾盂造影解除压迫后摄片见左肾增大，显影不清，左侧肾盂输尿管结合部狭窄，呈鸟嘴状（箭），其上方肾盂明显扩张；B. CT 增强实质期冠状位示左肾盂、肾盏明显积液，左肾皮质受压变薄；C～E. 磁共振 T_2WI 横轴位、冠状位及 MRU 对狭窄段显示更为清晰

【临床概述】

（1）先天性肾盂输尿管结合部狭窄是小儿、青少年肾积水最常见的原因，亦是产前肾积水第二常见原因（仅次于短暂性或生理性肾积水）。先天性肾盂输尿管结合部狭窄多见于男性，以左侧发病为多见，亦有 16% 的病例双侧发病。其病因目前尚不明确，一般认为由多种因素导致，包括内因和外因。内因一般为输尿管局部纤维肌肉发育不良，继而引起输尿管蠕动减少，病理上主要表现为输尿管壁纤维化、狭窄伴慢性炎症及肌层肥厚。外因可包括输尿管瓣膜或迷走血管压迫等。

（2）先天性肾盂输尿管结合部狭窄在临床上可无任何症状直至

成年，或可反复出现慢性感染、结石或肾区可触及的肿块，长期慢性肾积水可导致肾实质受压缺血、萎缩、硬化，晚期可导致患侧肾功能进行性恶化甚至无功能。

【影像表现】

1. 静脉尿路造影表现　平片可显示肾影轮廓增大。静脉尿路造影可见肾盂显著扩张，肾盏消失，对比剂缓慢进入输尿管，狭窄处呈鸟嘴样改变。静脉尿路造影亦可间接评估肾功能情况，若肾功能严重受损，则患肾和输尿管无法显示。

2. 超声表现　超声在先天性肾盂输尿管结合部狭窄中的表现为患侧肾盂扩张，呈无回声区，可伴有肾盏扩张。输尿管结合部狭窄处显示管腔变窄，彩色多普勒超声一般仅显示少量血流信号。

3. CT 表现　CT 平扫可见患侧肾体积增大，肾盂扩张，肾实质受压变薄，输尿管上端狭窄呈鸟嘴状，狭窄处远端的输尿管常不能显示。CT 不仅可明确诊断肾积水及输尿管狭窄，还可提供更准确的解剖学信息，对于狭窄病因的诊断较静脉肾盂造影有优势。

4. MRI 表现　MRI 平扫及增强扫描的表现与 CT 相仿。MRU 检查对于肾功能不好的患者帮助较大，且可评估肾积水扩张程度的变化和肾实质形态学改变，有助于判断病情进展程度。

【鉴别诊断】

需要和其他导致肾盂积水的疾病，如输尿管结石、占位等鉴别。

【重点提醒】

先天性肾盂输尿管结合部狭窄的早期诊断和治疗非常重要，可防止肾积水、慢性感染或结石等并发症的发生，以及肾功能的受损恶化。

【影像检查选择策略】

对于可疑先天性肾盂输尿管结合部狭窄的患者，首选 B 超进行初步筛查和评估。静脉尿路造影、CT 和 MRI 均可显示肾盂积水、输尿管狭窄，尤其是 MRI 尿路造影适合对输尿管肾盂连接处进行更详细的评估，特别是怀疑输尿管近端扭结或肾脏异常旋转时。另外，在确诊后，亦需要影像学作为随访工具，以评估扩张程度的变化和形态学实质的变化。

第四节　腔静脉后输尿管

【典型病例】

患者，男，56 岁，右腰部酸痛半年余（图 3-6）。

【临床概述】

（1）腔静脉后输尿管（retrocaval ureter，RCU）也被称为腔静脉周围输尿管或输尿管前腔静脉，是一种罕见的先天性变异，由下腔静脉而不是输尿管发育异常引起。在这种情况下，输尿管近端在第 3 腰椎水平处穿过下腔静脉的后部、位于其内侧，而远端部分返回其正常位置，在下腔静脉前方自内侧跨越到外侧。

（2）在胚胎期，后主静脉、下主静脉及上主静脉 3 对静脉的分支互相吻合，在两侧形成静脉环。胚胎 12 周时，后肾从骨盆上升，穿越此环到腰部，故此环又称肾环，输尿管从中经过；当后主静脉萎缩时，其血液循环由下主静脉及其分支承担，下腔静脉于肾环后面发育形成，因此输尿管的位置应在下腔静脉的前方。如果后主静脉不萎缩，代替了肾环后面的部分，肾环前面即变成了下腔静脉，使输尿管位置在下腔静脉的后方。

（3）该病全球发病率为 0.06% ～ 0.17%，男：女≈3：1。几乎均发生在右侧。

（4）因输尿管位于下腔静脉和第 3 腰椎之间，可能会发生梗阻。虽然该病为先天畸形，但大多数患者在成年后才出现症状。患者通常为无症状，或在 30 ～ 40 岁出现间歇性右侧腹部疼痛，或由于输尿管梗阻和相关的肾积水引起隐痛、重复性尿路感染、肾结石或血尿等。

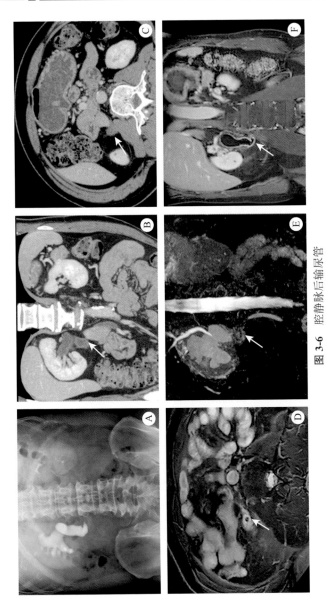

图 3-6　腔静脉后输尿管

A. 静脉肾盂造影显示右肾及输尿管上段积水，梗阻处呈 "鱼钩" 样外观；B、C. 增强 CT 实质期冠状位及横轴位图像，示右侧输尿管于第 3 腰椎水平向后走行至下腔静脉后方，并明显受压变扁（箭）；D ～ F. 4 年后 T_1WI 横轴位图像见右侧输尿管走行于椎空信号的下腔静脉后方，并可见其内结石呈充盈缺损（箭），MIP 图像可见右肾及输尿管上段积水，梗阻点上方腔内结石呈充盈缺损（箭）、实质期冠状位图像示梗阻近端输尿管管壁增厚、强化，提示存在炎症（箭）

【影像表现】

根据常见的影像学表现和输尿管狭窄的高度，腔静脉后输尿管可分为两种类型：① 1 型（也称"低襻"），更常见，约占 94%。右侧输尿管自肾盂下行，近第 3 腰椎水平弯曲内移，近中线后再转向外下进入膀胱。② 2 型（也称"高襻"），约占 6%。在肾盂水平见上段输尿管向中线移位，形成弯曲后又恢复到脊柱外侧缘下降，弯曲段以上尿路扩张积水，弯曲段以下输尿管正常。

1. X 线表现　静脉肾盂造影可见 1 型腔静脉后输尿管呈典型的"鱼钩样"或"S 形"。在 2 型腔静脉后输尿管中，腔静脉后段与肾盂处于同一水平面，可见受累输尿管呈"镰刀状"外观。

2. 超声表现　超声下腔静脉后输尿管表现为输尿管上段扩张积水，在腹主动脉与下腔静脉之间可见绕行的输尿管回声，肾脏也可因梗阻而出现不同程度的积水。

3. CT 表现　CTU 可显示输尿管与下腔静脉交叉点之上输尿管向内侧偏移，延伸走行于下腔静脉后方，穿过腹主动脉与下腔静脉之间，绕过下腔静脉前方，再向外经正常输尿管走行区域汇入膀胱。

4. MRI 表现　MRU、常规平扫及动态增强表现均类似于 CT，可同样显示弯曲段以上肾盂及输尿管扩张积水，且排除输尿管周围是否有肿瘤性病变。

【鉴别诊断】

CT 或 MRI 可明确诊断，一般无须鉴别。

【重点提醒】

腔静脉后输尿管会导致不同程度的肾积水，因此会出现非特异性临床表现。大多数病例是无症状的，仅在无关疾病的成像或手术或尸检中发现。诊断延迟可能导致梗阻性肾功能损害，因此在诊断任何与间歇性侧腹疼痛相关或不相关的肾积水时都必须考虑到这一点。在肾功能不全的情况下，静脉肾盂造影时鱼钩征可能不存在，但并不能排除诊断，CT 或 MRI 有助于明确诊断。

【影像检查选择策略】

超声通常是首先显示泌尿系统积水的成像方式，但对输尿管的显示较差，而静脉肾盂造影很容易显示肾盂和输尿管积水，典型病例呈现"鱼钩样"或"S形"输尿管弯曲；但在肾功能不全的情况下，典型征象可能不存在，但并不能排除诊断。与静脉肾盂造影相比，CT可以同时显示输尿管和下腔静脉，可作为首选成像方式。MRI与CT的诊断性能相似，适用于对辐射敏感的儿童及青少年或对对比剂过敏的患者。

第五节 膀 胱 憩 室

【典型病例】

病例一 患者，男，76岁，尿频、尿急2天（图3-7）。

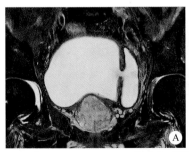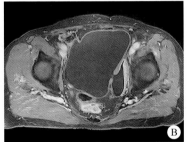

图 3-7 膀胱憩室（1）

A. 横轴位 MRI 平扫 T₂WI 示膀胱左侧类椭圆形囊袋影外突，其内液体信号等同于尿液，并可见憩室口与膀胱腔相通；B. 增强后静脉期横轴位 T₁WI 示膀胱憩室壁增厚并可见明显强化，提示存在炎症

病例二 患者，男，66岁，尿痛、尿不尽2月余，前列腺增生（图3-8）。

病例三 患者，男，3岁，尿频、尿痛6天（图3-9）。

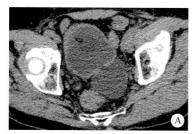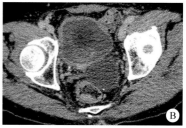

图 3-8　膀胱憩室（2）

A. 横轴位 CT 平扫示膀胱左后侧类圆形囊性异常密度影，其内液体密度类似于尿液，
并可见憩室口与膀胱腔相通，膀胱壁不均匀增厚；B. 增强后静脉期横轴位示膀胱憩室
内小结石，并可见增厚的膀胱壁轻度强化，提示炎症，膀胱腔内可见对比剂影

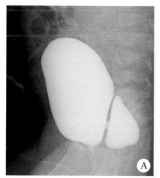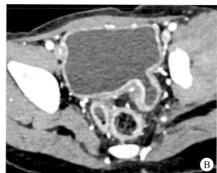

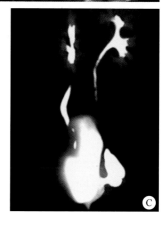

图 3-9　膀胱憩室（3）

A. 侧位逆行膀胱造影显示膀胱腔外有一突出囊
腔，与膀胱腔相通；B. 横轴位 CT 增强示膀胱憩
室壁与正常膀胱壁相连续；C. MRU 图像显示膀
胱腔外突出的囊腔、囊液信号等同于尿液

【临床概述】

（1）膀胱憩室（bladder diverticulum，BD）是部分膀胱黏膜经膀胱壁的薄弱点向外突出形成的囊状结构，与膀胱腔有狭口相通。

（2）较为少见，患者主要为男性，分为原发性和继发性，以继发性多见（占 90%）。原发性膀胱憩室多见于 10 岁以下的男性儿童，可以是单侧或双侧，无膀胱出口梗阻，由先天性膀胱肌肉异常引起，与继发性后天性膀胱憩室相比，不存在恶性肿瘤的风险。继发性膀胱憩室多由于膀胱流出道梗阻或神经源性膀胱等造成膀胱内高压，膀胱壁自分离的逼尿肌肌束间突出形成，多有小梁形成，常为多发，位于输尿管口外侧和膀胱后壁。男性继发性膀胱憩室发病率为 1%～8%，原发性膀胱憩室发病率约为 1.7%。

（3）一般无特异性的临床表现，憩室一旦形成，憩室内的尿液排空障碍，可造成慢性感染和结石形成，患者可出现反复发热、尿频、尿急等膀胱刺激症状。淤滞的尿液对膀胱憩室黏膜的慢性刺激易使黏膜化生、癌变，表现为间歇性全程血尿。随着憩室的增大，也可压迫周围器官，造成各种压迫症状。例如，膀胱憩室压迫输尿管，可导致上尿路积水、肾功能受损；压迫盆腔静脉，可造成下肢深静脉血栓形成及肺栓塞。巨大的膀胱憩室还可发生自发性破裂，造成急性腹痛、排尿困难、血尿甚至感染性休克。

【影像表现】

1. X 线膀胱造影　显示膀胱腔外有一突出的大小不一的囊腔，可为数毫米或似膀胱大小，边界清楚，与膀胱腔相通。静脉肾盂造影检查可同时观察上尿路有无改变。发生在输尿管开口处的憩室可压迫同侧输尿管，造成上尿路扩张积水。

2. 超声表现　在超声图像上可看到膀胱周围的囊性无回声区，通常与膀胱相通，这是膀胱憩室的典型特征。憩室的大小不一，形态多为圆形或椭圆形。当患者憋尿或排尿过程中进行超声检查时，可以观察到憩室与膀胱之间的液体流动情况，有助于进一步确认两者的连通关系。

3. CT 表现　膀胱后方及侧方见膀胱壁外有一个或数个圆形、椭圆形或扇形低密度影，壁薄而光滑，其内液区清晰，密度等同于尿液；憩室与膀胱相通，可显示憩室口，较大憩室口易发现，较小憩室口可通过对薄层图像行多平面重建寻找。增强 CT 可发现憩室有无合并肿瘤、感染，典型者可看到对比剂经憩室口进入憩室而明确诊断。

4. MRI 表现　膀胱腔外突出的囊腔、囊液信号等同于尿液，呈 T_1WI 低信号、T_2WI 高信号；如存在结石或肿瘤，表现为 T_2WI 上憩室内的充盈缺损。

【鉴别诊断】

诊断容易，但仍需与以下疾病鉴别：①膀胱重复畸形，重复膀胱可伴输尿管开口异位和狭窄，肾盂积水，也可伴有重复直肠和重复尿道。②若为女性，还应与附件囊肿鉴别。在女性盆腔囊性病变的鉴别诊断中要想到膀胱憩室的可能。

【重点提醒】

影像学检查时应注意观察囊肿是否与膀胱相通，必要时辅助膀胱镜、逆行膀胱造影等。膀胱憩室破裂可合并排尿困难、少尿、血清尿素氮及肌酐等升高，一旦考虑到有膀胱憩室破裂的可能，应及时联系泌尿外科手术处理，否则可造成致死性腹膜炎等严重后果。此外，在女性盆腔囊性病变的鉴别诊断中要想到膀胱憩室的可能，避免误诊为附件囊肿。

【影像检查选择策略】

用于憩室可视化和诊断确认的方法有膀胱造影、超声、CT 和 MRI。其中，超声检查是目前临床诊断膀胱憩室的首选影像学方法，其方法简单，无创伤，可在排尿前后多次重复进行，诊断符合率高，并且能明确膀胱憩室的数目、大小及排空程度，并可判断有无憩合并结石、感染及肿瘤等情况。但若憩室体积较大引起膀胱扭转或合并其他组织来源的囊性包块时，超声诊断及鉴别诊断可能会存在难度，必要时结合 CT 或 MRI 检查，可减少误诊。

第六节　脐尿管异常

【典型病例】

病例一　患者，男，19 岁，脐周疼痛伴流脓 2 年余（**图 3-10A**）。

病例二　患者，男，70 岁，因血清前列腺特异性抗原（PSA）升高行盆腔 MRI 检查（**图 3-10B**）。

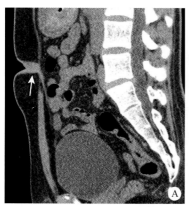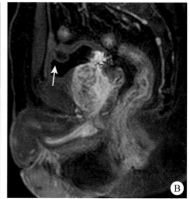

图 3-10　脐尿管异常

A. 矢状位 CT 平扫示脐深部长管状包块（箭），外科术后病理示脐尿管窦；B. 增强扫描后矢状位 T_1WI 示膀胱顶部壁外囊腔影（箭），病理示脐尿管憩室

【临床概述】

（1）脐尿管是胚胎产生的导管残余物，起源于尿囊和泄殖腔的退化，并在膀胱穹顶和脐之间延伸。在正常妊娠发育过程中，脐

尿管逐渐退化，其管腔被闭塞，成为正中脐韧带。先天性脐尿管异常（congenital urachal anomalies，CUA）是由于发育中的脐尿管未能完全闭塞其管腔，导致形成部分残留、扩张或完全性残留。根据闭合不全的程度可形成：①脐尿管开放或脐尿管瘘（47%），为脐尿管完全未闭。②脐尿管囊肿（30%），为两端闭锁而中间部未闭。③脐尿管窦（18%），为脐端部未闭（图 3-10A）。④脐尿管憩室（3%），为膀胱端部分未闭（图 3-10B）。其中，以脐尿管瘘最为常见（图 3-11）。

（2）成人脐尿管异常的发病率约为 1/5000，婴儿的发病率明显较低，为 1/150 000。男性患病率高于女性。

（3）往往影像学检查中偶然发现，或随着疾病的发展而在临床上表现出来，主要是非特异性腹部或泌尿系统症状。出生后即可发病，也有至成年才发病者，表现为脐部漏尿、局部反复感染，脐部可形成囊肿，也可在脐尿管其他部位形成囊肿而触及腹部包块。继发感染时出现腹痛、发热和局部压痛。

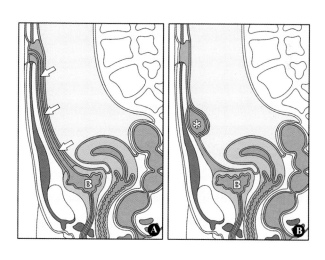

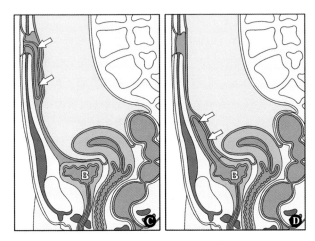

图 3-11 四种脐尿管异常示意图

A.脐尿管瘘（箭）；B.脐尿管囊肿（*）；C.脐尿管窦（箭）；D.脐尿管憩室（箭）（以上各图中 B 均指代膀胱）

【影像表现】

1. 脐尿管瘘 Retzius 间隙内呈条片状、管状密度增高影，连接脐部至膀胱顶部；合并感染时，壁明显增厚，周边脂肪间隙模糊，可见斑片状、条索状渗出影。超声表现为腹壁中线区域低回声或无回声管状结构与膀胱相通，可观察到液体流动。CT 表现为膀胱顶部与脐部之间的细长低密度管道，可能伴有周围软组织的炎症反应，增强扫描时通常无明显强化。MRI 表现为呈 T_1WI 低信号、T_2WI 高信号的管道样结构，贯穿于脐部与膀胱之间，增强扫描时一般无明显强化，但可显示瘘管的全程。

2. 脐尿管囊肿 单纯性脐尿管囊肿呈椭圆形、长条状的囊性病灶，囊壁薄且光滑，腔内密度均匀，Retzius 间隙内未见异常密度影；如果伴发感染，囊壁明显增厚，或有分隔，边缘脂肪间隙模糊，Retzius 间隙内可见斑片状或条索状密度增高影。超声表现为脐部或膀胱前方的无回声或低回声囊性结构，边界清晰，内部均匀。CT 表现为膀胱前上方或脐部附近的圆形或椭圆形低密度囊性病变，边界清楚，增强扫描时囊壁一般无明显强化。MRI 表现为呈 T_1WI 低信号、T_2WI 高信号的囊性病变，囊壁薄且无强化，典型位置为膀胱顶与脐部之间。脐尿管囊肿恶变非常少见，当出现囊壁异常强化、囊腔形态不规整伴结节状突起时应注意恶变的可能性。

3. 脐尿管窦　脐深部长管状或囊状厚壁包块，周围脂肪间隙可见大量条索影，Retzius 间隙内可见残留脐尿管影像。超声表现为位于脐部下方的无回声或低回声囊性结构，可能伴有内部少量分隔或沉积物。在 CT 影像上，表现为脐部附近的低密度囊性病变，边界清晰，有时可见少量钙化或增强扫描时囊壁轻微强化。MRI 表现为 T_1WI 低信号、T_2WI 高信号的囊性结构，位置靠近脐部，增强扫描时囊壁轻微强化。

4. 脐尿管憩室　表现为膀胱顶部壁外囊腔影，囊内密度均匀与膀胱一致，薄层或矢状位重建可见囊腔与膀胱相通，其上方可见残留脐尿管影像；可因尿液逆流、炎症、尿酸盐类沉积而产生结石。超声检查脐尿管憩室通常表现为脐部或膀胱前方的低回声或无回声囊性结构，有时可见憩室与膀胱腔的通道。CT 表现为膀胱前上方的囊性结构，与膀胱相连，形状不规则，壁薄，增强扫描时无显著强化。MRI 表现为 T_1WI 低信号、T_2WI 高信号，与膀胱相连的管道可见，增强扫描时通常无明显强化。

5. 脐尿管癌　①肿瘤常发生于 Retzius 间隙中线（或稍偏离中线）的脐尿管走行区，脐尿管膀胱交界区占 90%，脐尿管中段占 6%，上段占 4%。②瘤体多为囊实性或实性，壁厚薄不均或呈分叶状，内壁多不光整，可见结节状突起。③肿瘤常侵犯膀胱壁，可向膀胱腔内生长，通常腔外部分大于腔内部分；肿瘤亦常侵犯腹肌和腹膜等结构。④瘤内钙化较常见，钙化是脐尿管癌一个较为特殊的征象。超声表现为脐部或膀胱前方的实性或混合性回声肿块，内部可见不均匀回声或血流信号。CT 影像通常呈现为膀胱前上方或脐部附近的软组织肿块，形状不规则，边缘不清晰，可见侵袭性表现，增强扫描时可见肿块明显强化。MRI 表现为 T_1WI 中等或低信号、T_2WI 高信号的实性肿块，边界不清，增强扫描时呈现明显的强化，且可能伴有周围组织的浸润。

【鉴别诊断】

脐尿管完全未闭、部分未闭时，均有特征性表现，诊断不难。脐尿管囊肿需与腹腔其他囊性病变相鉴别，其在中线位置有助于诊断。

【重点提醒】

影像显示膀胱与脐之间位于前部中线或中线旁充盈液体或复杂结构，应提示诊断为脐尿管残余病变。

【影像检查选择策略】

疑似脐尿管异常的成像可以通过多种方式进行。初始筛查最常用的成像方式是超声，因为超声检查快速、容易获得，并且不需要辐射暴露，这对于儿童和青少年尤其重要，超声检查对脐尿管异常的诊断准确率超过 90%。当超声无法明确诊断时，通常建议使用其他成像方式，如 CT 和 MRI，以进一步明确诊断。

（丘　清　赵香田　吕培杰）

第 4 章

泌尿系统结石

泌尿系统结石亦称尿结石，是泌尿系统常见病。结石可位于肾盏、肾盂，直至尿道的任何部位。本病多见于青壮年人群，20～50岁为发病高峰期，约占所有病例的90%，男性多于女性。

泌尿系统结石往往由多种成分组成，包括草酸钙、磷酸钙、胱氨酸、尿酸和碳酸钙等，但多以某一成分为主。不同成分组成的结石发生率不同，其密度和形态也各不相同：①以草酸钙为主的结石最常见，占全部结石的70%～80%，密度高，多为类圆形、椭圆形或星状；②以磷酸钙为主的结石也较常见，多较大，密度高，发生在肾盏肾盂时可呈鹿角状，小的结石则为圆形或沙粒状；③以尿酸为主的结石常较小，呈圆形或椭圆形，单纯尿酸盐结石密度较低，若为混合性结石，其密度常高低相间，切面上呈分层表现；④以胱氨酸为主的结石，少见，为小圆形，可多发，密度低。按结石的发生部位分析，上尿路结石（肾及输尿管）以草酸钙、磷酸钙多见，而下尿路结石（膀胱及尿道）各种成分结石比例差异不大。表4-1显示了常见泌尿系统结石成分、发生率及特征。

泌尿系统结石依其发生部位，可分为肾结石、输尿管结石、膀胱结石和尿道结石（**图4-1**）。临床疑为泌尿系统结石时，常以腹部平片（KUB）和（或）超声检查作为初查方法，当检查难以确诊或未发现结石者，需行尿路造影或CT检查。此外，MRI不能可靠地发现钙化，因而较少用于泌尿系统结石的检查。

表 4-1　常见泌尿系统结石成分、发生率及特征

成分	发生率（%）	CT 值（HU）	相关疾病
草酸钙	40～60	1700～2800	代谢异常（如高钙尿或高草酸尿）
磷酸钙	20～60	1200～1600	常无代谢异常
磷酸氢钙	2～4	1700～2800	无特殊
尿酸	5～10	200～450	高尿酸血症或高尿酸尿症
鸟粪石	5～15	600～900	尿路感染
胱氨酸	1～2.5	600～1100	肾小管遗传性缺陷

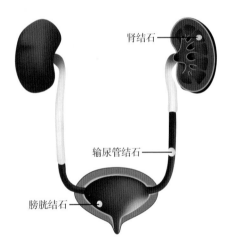

图 4-1　泌尿系统结石常见发生部位

第一节　肾　结　石

【典型病例】

病例一　患者，男，51岁，右侧腰痛1天（图 4-2）。

病例二　患者，男，28岁，无明显症状，体检B超示左肾结石（图 4-3）。

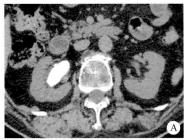
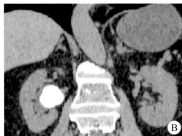

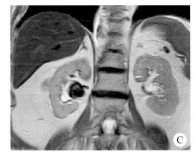

图 4-2　右肾结石

A. CT 平扫轴位示右肾集合系统内结节状高密度结石；B. CT 平扫冠状位示右肾集合系统内高密度结石；C. MRI T_2WI 冠状位示右肾集合系统内结节状 T_2 低信号影

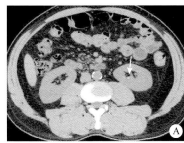
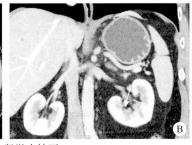

图 4-3　左肾微小结石

A. 平扫轴位示左肾肾盏内微小结石（箭）；B. 增强静脉期冠状位示左肾肾盏内微小结石（箭）

【临床概述】

（1）肾结石在泌尿系统结石中居首位，易见于中青年男性，通常为单侧性，约 10% 为双侧性。结石可单发或多发。

（2）继发病理改变主要是梗阻、积水、感染和黏膜损伤。

（3）典型临床表现为疼痛和血尿；疼痛可为钝痛或绞痛，常向下腹和会阴部放射。血尿多为镜下血尿，少有肉眼血尿。如并发感染，则出现尿频、尿急、尿痛和脓尿。

【影像表现】

1. X 线表现　KUB 检查，肾结石多可显示，表现为肾门区的高密度影，可为单发或多发，单侧或双侧。结石的密度可均匀一致、分层或浓淡相间；形态可为类圆形、类方形、三角形、鹿角状、珊瑚状或桑葚状；大小不定，小者仅为点状或结节状，大者充满全部肾盂肾盏。其中，分层、桑葚状及鹿角状高密度影均为肾结石的典型表现。侧位片上，肾结石的高密度影与脊柱重叠，借此可与胆囊结石、淋巴结钙化及腹内容物相鉴别。尿路造影主要用于检查阴性肾结石，表现为肾盏肾盂内充盈缺损，但需与肾盂肿瘤、血块或气泡相鉴别。

2. 超声表现　强回声光团后方常伴有明显的声影，这是肾结石的典型特征之一。透声好的结石后方声影较弱或无明显声影；结石较小者显示点状强回声，无声影。结石造成梗阻时，近段扩张积水。

3. CT 表现　肾结石平扫即可发现，一般无须增强扫描，表现为肾盂或肾盏内的高密度灶，边界清晰。结石的形态、密度、结构、数量及体积大小存在较大差异，小者仅为点状或结节状，大者可充满全部肾盂、肾盏，呈鹿角状或呈铸型结石。较大的结石常引起患侧肾积水。此外，某些 X 线平片难以发现的阴性结石也可在 CT 检查中得以显示。应注意，肾盂、肾盏小结石不易与肾窦区肾动脉壁钙化灶鉴别，特别是当患者年龄较大而有动脉壁多处钙化时，增强检查早期扫描能显示动脉强化，有助于这一鉴别。

4. MRI 表现　MRI 对钙化不敏感，很少用于检查肾结石。

【鉴别诊断】

1. 髓质海绵肾　是一种影响集合小管形成的先天发育缺陷，可导致肾锥体的乳头和集合管呈梭形或囊性扩张。髓质内有小囊形成（直径小于 1 cm）。以双侧肾脏发病多见，病变局限于髓质范围内，以锥体和乳头多见。大多数患者无症状，通常是在静脉尿路造影时偶然发现。

CT表现为双肾正常或肾髓质钙质沉着，典型者呈条纹状、花束状排列（**图4-4**），增强扫描排泄期可见扩张的集合管内对比剂充盈，且排泄延迟。

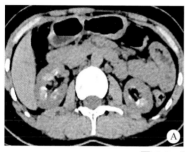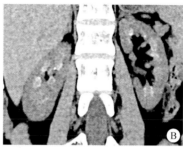

图4-4 髓质海绵肾

A. 平扫轴位示双肾髓质内多发高密度钙质沉着；B. 平扫冠状位示双肾髓质多发钙质沉着伴肾乳头集合管囊性扩张，呈花束状排列

2. 肾钙质沉着症 钙质在肾组织内沉着，皮髓质皆可（**图4-5**）。常为系统性、全身性疾病所致，双侧发病。多发生于高钙血症，在甲状旁腺功能亢进、慢性肾盂肾炎时可见到，也见于醛固酮增多症、肾小管酸中毒等。

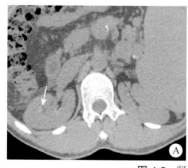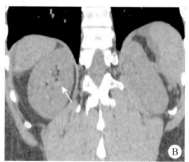

图4-5 肾钙质沉着症

A. 平扫轴位示右肾实质内多发线状钙化灶，形态不规则（箭）；B. 平扫冠状位示右肾实质内多发钙化灶，位于实质内（箭），肾盂、肾盏未见病变

以上两种疾病钙化均位于肾椎体处，且多为双侧多发性，X线尿路造影、超声检查或CT检查均可显示这些特征，通常不难鉴别。

第二节　输尿管结石

【典型病例】

病例一　患者，男，73岁，体检发现左肾积水并结石3天（图4-6）。

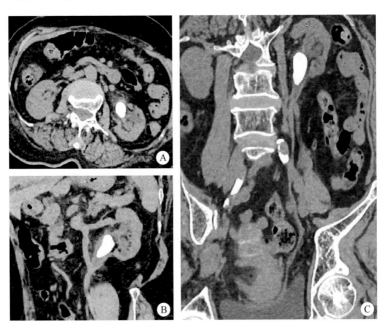

图4-6　肾盂输尿管结合部结石

A. 平扫轴位示左肾肾盂输尿管结合部结石，局部输尿管管壁增厚、毛糙；B. 平扫斜冠状位示左肾肾盂输尿管结合部钙化，左肾盂肾盏扩张、积水；C. 左侧泌尿系曲面重组（curved planar reformation，CPR）示左肾盂输尿管结合部结石，相邻输尿管管壁增厚、毛糙，以上左肾盂肾盏扩张积水

病例二　患者，女，81岁，左腰部胀痛，尿检异常，间断肉眼血尿1月余（图4-7）。

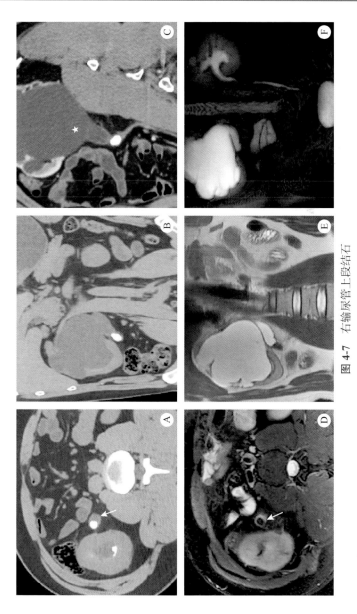

图 4-7　右输尿管上段结石

A、B 平扫轴位（A）及平扫冠状位（B）示右侧输尿管上段高密度结石（箭），继发右肾盂肾盏扩张积水；C. 增强曲面重组（CPR）示右侧输尿管上段高密度结石，相邻输尿管上段管壁毛糙、增厚，继发右肾集合系统扩张积水，提示右肾功能受损；D、E. MRI T₁WI 轴位（D）及冠状位（E）示右侧输尿管上段结节状低 T₂ 信号；F. MRU 重建示右肾集合系统扩张积水

病例三 患者，男，51 岁，左侧腰痛 1 天，尿急、尿频、尿痛伴肉眼血尿 1 月余（图 4-8）。

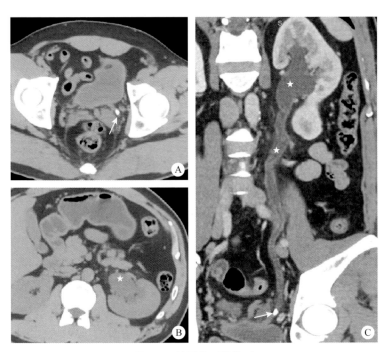

图 4-8 输尿管下段结石

A. 平扫轴位示左侧输尿管下段结石（箭）；B. 平扫轴位示左肾集合系统扩张积水（星）；

C. 左侧输尿管 CPR 示左侧输尿管下段结石，继发左肾盂肾盏及左侧输尿管扩张、积水（星），输尿管壁增厚、毛糙

【临床概述】

（1）输尿管结石也是泌尿系常见结石，绝大多数为肾结石下移而来，且易停留在 3 个生理狭窄处，即肾盂输尿管结合部、输尿管与髂血管交叉部（骨盆缘处）及输尿管膀胱入口（图 4-9）。

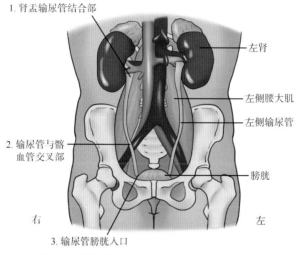

1. 肾盂输尿管结合部

左肾

左侧腰大肌

左侧输尿管

2. 输尿管与髂
血管交叉部

膀胱

右

左

3. 输尿管膀胱入口

图 4-9　输尿管结石好发部位（生理狭窄处）

（2）好发年龄为 20 ~ 50 岁，男性多见。

（3）主要症状为突发性胁腹部绞痛并向会阴部放射，同时伴有血尿。继发感染时，出现尿急、尿频和尿痛等膀胱刺激症状。

【影像表现】

1. 超声表现　在输尿管内出现强回声光点或光团，后方多伴明显声影，其回声强度与肾结石类似，明显高于周围的软组织。若输尿管结石引起梗阻，可导致上方输尿管扩张，肾脏积水，表现为输尿管内径增宽，肾窦分离。

2. CT 表现

（1）直接征象：表现为输尿管管腔内高密度灶，CT 平扫即可发现，通常较小，横断面呈点状或结节状，其上下径一般大于横径和前后径。上方的输尿管常有不同程度扩张，并于高密度影处呈突然截断征象，冠、矢状位重组上显示更为直观。当输尿管结石仅表现为高密度影而不伴有上方尿路扩张积水时，应行增强 CT 延迟扫描，可见平扫的高密度影与排泄期输尿管重合，从而确认结石位于输尿管内。

（2）间接征象：包括结石近段输尿管及肾盂扩张积水、肾脏体积增大、肾周渗出（积液）、输尿管管壁增厚及周围水肿等。结石容易造成输尿管损伤，黏膜水肿、增厚，还可引起输尿管痉挛、狭窄及尿路积水。输尿管结石较肾结石更容易引起肾积水并影响肾功能（图 4-7）。

3. MRI 表现　很少用于检查输尿管结石，但 MRU 可显示结石梗阻所致的输尿管扩张、积水，结石则表现为梗阻端的极低信号影。

【鉴别诊断】

超声在输尿管结石的诊断中具有重要价值，特别是在识别结石位置和评估肾积水方面，但超声的敏感性可能低于 CT。平扫 CT 即可明确诊断，有时需要与输尿管走行区其他高密度病变相鉴别，如静脉石、腹腔钙化灶等。

1. 静脉石　为静脉血栓钙化而成，多呈类圆形，与输尿管走行位置无关。

2. 腹腔钙化灶　常不均匀，可呈簇状分布，排列与输尿管走行方向不一致。

通常通过 CT 薄层图像及 MPR 等多角度重组连续观察病变位于输尿管腔外，可明确诊断。

第三节　膀胱结石

【典型病例】

患者，男，78 岁，尿频、尿急、夜尿增多 5 年余（图 4-10）。

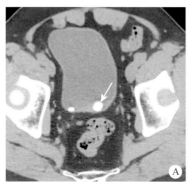
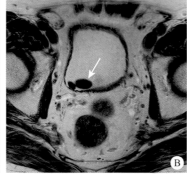
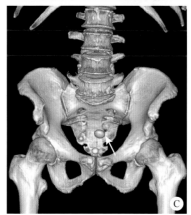

图 4-10　膀胱结石

A. 平扫轴位示膀胱内多发结石，位于近地侧，相邻膀胱壁增厚（箭）；B. MRI T_2WI 轴位图像示膀胱内存在两枚结节状异常，表现为短 T_2 信号；C. 容积再现（VR）示膀胱区多发结石（箭）

【临床概述】

（1）膀胱结石主要见于男性，多为老年人。

（2）儿童以原发性多见，形成于膀胱；成年人多为肾结石或输尿管结石下降而成。当结石梗阻膀胱出口时，可致上方尿路扩张积水，以及膀胱壁增厚形成小梁，也可发生假性憩室。

（3）临床表现为排尿疼痛、尿流中断、尿频、尿急和血尿等。

【影像表现】

1. X 线表现　膀胱结石多为阳性结石，平片即可显示，表现为耻骨联合上方圆形、横置椭圆形或多角状致密影，单发或多发，大小不等，边缘光滑或毛糙，密度均匀、不均或分层。结石常随体位改变有一定动度，而膀胱憩室内结石偏于一侧且位置固定。膀胱造影检查可进一步确定膀胱和膀胱憩室内结石，并可发现阴性结石，后者表现为可随体位变化而移动的充盈缺损。

2. 超声表现　膀胱内可见单个或多个强回声光团后方伴明显声影，其回声强度较高，边界清晰。

3. CT表现　膀胱结石多为阳性结石，平片即可显示，但CT不作为首选检查方法。CT表现为膀胱腔内高密度灶，多呈圆形或椭圆形，单发或多发，大小不等，边缘光滑，也可见分层；即使阴性结石，密度也显著高于其他病变。膀胱结石常可随体位移动，仰卧位CT检查时多位于膀胱后壁（近地侧）。

4. MRI表现　结石在 T_1WI 和 T_2WI 上皆呈非常低的信号。

【鉴别诊断】

平扫CT即可明确诊断，无须鉴别。当结石位于膀胱前壁或侧壁时（远地侧），应注意是否为膀胱憩室或脐尿管憩室合并结石；当膀胱内高密度灶伴有膀胱壁增厚或软组织密度成分时，应警惕膀胱肿瘤可能。

【影像检查选择策略】

泌尿系统结石常见检查方法、优缺点及选择策略见表4-2。

表4-2　泌尿系统结石常见检查方法、优缺点及选择策略

检查方法	优点	缺点
腹部平片（KUB，推荐）	简便、快捷；可大致确定结石的位置、形态、大小和数量；初步提示结石成分	不能显示X线阴性结石
静脉尿路造影（IVU，推荐）	了解尿路解剖，评价尿路扩张情况，初步判断肾功能	使用对比剂；尿路梗阻时诊断困难
B超（推荐）	简单、快捷、无辐射；发现X线阴性结石；评价尿路扩张情况	输尿管中下段结石诊断敏感性低

续表

检查方法	优点	缺点
CT（可选择）	确定结石的位置、形态、大小、数量及周围组织关系；输尿管中下段结石、X 线阳性结石、小结石显示好，评价尿路扩张情况、结石成分（能谱 CT）及肾功能（增强 CT）	有辐射
MRU（可选择）	评价尿路梗阻情况，不使用对比剂，不受肾功能影响	结石显示差；检查耗时长

　　据欧洲泌尿生殖放射学会（ESUR）2022 版指南推荐（**图 4-11**），结石成分的精准诊断与术前治疗方式的选择密切相关。能谱 CT 的单能量图像较常规混合能量图像，可明显提高阴性结石的检测率，并能实现物质分离定性，形成有效原子序数图、直方图等，精准诊断结石成分，为临床医师制定下一步的治疗方案提供可靠依据。

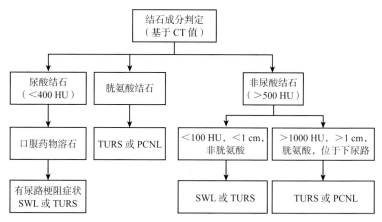

图 4-11　结石成分与治疗方式选择
SWL，冲击波碎石；TURS，经输尿管镜取石；PCNL，经皮肾镜取石

（侯　平　吕培杰　贾永军）

第 5 章

泌尿系统感染性病变

第一节　泌尿系统结核

【典型病例】

病例一　患者，女，62 岁，发热伴左腹痛 2 天（图 5-1 A ～ C），4 个月后复查（图 5-1 D ～ F）。

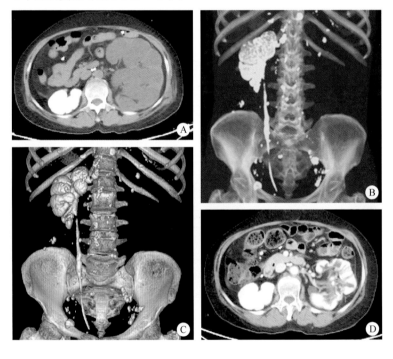

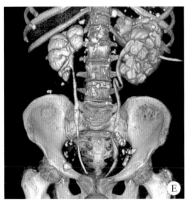
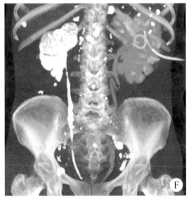

图 5-1　泌尿系统结核（1）

A. CT 平扫轴位示左肾体积大，肾盂肾盏扩张，肾盏围绕肾盂排列呈"花瓣状"，右肾体积小，全肾弥漫性钙化（肾自截），表面凹凸不平，腹腔及腹膜后散在钙化灶，提示淋巴结结核；B、C. CT 平扫 VR、MIP 示右肾及输尿管弥漫性钙化；D. 4 个月后复查 CT 实质期轴位图像示左肾形态不规则，左肾造瘘术后，肾盂肾盏扩张程度较初诊好转，右肾体积小，全肾弥漫性钙化，未见强化；E、F. CT 排泄期 VR、MIP 示右肾及输尿管弥漫性钙化，排泄期未见对比剂填充，提示右肾无功能，左肾盂肾盏扩张，输尿管上段走行迂曲，膀胱未见明显对比剂充盈，提示左肾功能受损

　　病例二　患者，女，65 岁，尿频、尿急、尿痛、发热 1 年余，再发 1 周（**图 5-2**）。

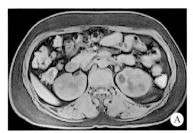
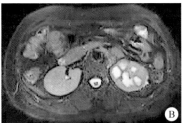

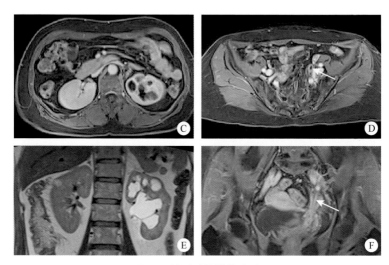

图 5-2　泌尿系统结核（2）

A、B. T₁WI、T₂WI 平扫轴位示左肾部分肾盏扩张；C、D. 不同层面 MRI 增强轴位示左肾强化减低，左侧输尿管管壁增厚并见强化（箭）；E. T₂WI 平扫冠状位示左侧肾盂肾盏扩张；F. MRI 增强冠状位示增厚的输尿管管壁，管腔变窄（箭）

【临床概述】

泌尿系统结核（urologic tuberculosis）是结核杆菌侵犯泌尿器官引起的慢性、进行性及破坏性改变，多为继发性。泌尿系统结核中最重要的是肾结核，输尿管和膀胱结核是肾结核的次发性病变。血源性感染是肾结核最常见的途径，初期为肾皮质和（或）髓质内感染，进而破坏肾盏、肾盂，导致肾盏、肾盂狭窄和壁增厚，肾盂狭窄可致感染蔓延至其余肾盏，成为结核性脓肾，若机体抵抗力增强，则病变趋向好转，出现钙盐沉积、局部钙化，甚至全肾钙化（肾自截）。输尿管结核多由同侧肾结核向下蔓延所致，也可为膀胱结核分枝杆菌随尿液反流所发生的逆行感染。

临床上早期多无明显症状，当感染波及肾盂或输尿管、膀胱后，可出现尿频、尿痛、脓尿和血尿，约20%的病例还可伴有全身症状，如消瘦、乏力、低热等。

　　肾结核可分为两型：病理性肾结核，即早期肾结核，原发病灶的结核杆菌随血液进入肾脏后，多停留在肾小球周围的毛细血管丛内，当机体免疫力正常时，病灶局限在肾皮质内，形成多发微小粟粒灶，可自愈，此期不出现临床症状，但患者尿中带菌；临床肾结核，即中晚期肾结核，若细菌量大、毒性强、机体免疫力下降，则病灶不愈合，累及血流相对弱的肾髓质区，进而发展为慢性进行性肾结核，可伴有输尿管及膀胱结核。

　　【影像表现】

　　1. X 线表现　平片价值有限，可显示肾影体积和形态的改变，后期典型者可见患侧泌尿系钙化。静脉肾盂造影，当病变局限于肾实质时，可能没有明显的异常表现。随着病变的进展，当累及肾小管时，可以看到肾盏的边缘不光整，或者合并肾盏狭窄。肾盏外侧可以看到片状的对比剂聚集。当病变发展到后期，有广泛的肾盏和肾盂受累时，可表现为肾盂肾盏显影不清或不显影。输尿管结核主要表现为输尿管粗细不均，管壁粗糙不平，甚至出现串珠样改变。膀胱结核可能导致输尿管末端的挛缩、狭窄或膀胱挛缩等。

　　2. 超声表现　泌尿系统结核的超声表现是多样的，取决于病情的严重程度和阶段。肾结核早期阶段可能没有明显异常表现，后期可表现为肾盂壁增厚，并可能出现与集合系统相同的低回声囊性病变。肾实质可表现为混合回声肿块、干酪样坏死、肾积水或肾萎缩。较大的结核脓肿可改变肾脏形态，表现为类似于肾脏肿瘤或囊肿的超声图像。肾结核晚期可见大小不一的钙化灶。输尿管结核早期超声表现不明显，后期出现输尿管管壁增厚、毛糙、纤维化或钙化时的高回声附着等征象，病变广泛时可累及输尿管全程，膀胱结核可显示膀胱容积减少、膀胱壁增厚及膀胱输尿管反流等异常征象。

　　3. CT 表现　依结核发展阶段不同而表现各异。肾结核早期表现为实质内形态不规则低密度灶，边缘不整齐，可与肾盏肾盂相通，增强检查病灶区无明显强化，其壁呈环状强化并可有对比剂进入（代表肾实质内结核性空洞）；病变进展，发生肾盏肾盂狭窄，可见部分肾盏或全部肾盏、肾盂扩张，呈多发囊状低密度灶，囊内 CT 值略高于水，肾盂壁增厚，约 50% 的肾结核可出现钙化，呈多发点状或不规则斑片状，为坏死空洞壁上钙盐沉积所致；晚期肾积水严重，肾实质全部萎缩，形态不规则，见弥漫性钙化形成，即肾自截，此时肾功能完全丧失。输尿管结核早期常无异常发现或轻度扩张，后期则可出现输尿管管壁弥漫性增厚，管腔多发不规则狭窄与扩张、钙化，可累及输尿管全程，输尿管远端 1/3 部分最易受累。膀胱结核早期常无异常发现，后期可发现膀胱容积明显缩小，壁厚，内缘不规则，轮廓毛糙，即"挛缩膀胱"，少数见膀胱壁钙化，为钙盐沉积在膀胱壁上形成，CT 尿路造影可显示膀胱边缘锯齿状改变，有时可表现为由结核病灶引起的充盈缺损，类似膀胱癌。

4. MRI 表现　　MRI 表现类似 CT，肾实质的脓肿或空洞及扩张的肾盏和肾盂均呈长 T_1 长 T_2 改变，输尿管壁僵硬、不规则，呈多发相间的狭窄与扩张，MRI 尿路造影可清楚显示。

【鉴别诊断】

肾结核主要与黄色肉芽肿性肾盂肾炎、慢性肾盂肾炎、肾脓肿和肾肿瘤等鉴别。输尿管结核结合临床典型表现，不难做出诊断。膀胱结核晚期需与慢性膀胱炎鉴别。

1. 黄色肉芽肿性肾盂肾炎　　又名肾盂肾炎黄色瘤，表现为肾实质内囊实性占位，可局限或弥漫，囊性灶多为脓液或坏死组织填充的肾盏，常合并集合系统结石，钙化少见。肾周筋膜增厚，肾周、肾旁间隙散在渗出、渗液，增强后见实性成分及囊壁持续强化，坏死区无强化，呈"熊掌征"。

2. 慢性肾盂肾炎　　见肾盂轻度积水、扩张，肾盂壁增厚强化，肾盏变细而延长或变平，肾盏裸露，肾实质凹陷征，肾功能减退，肾上下极易受累形成瘢痕导致肾脏变形、萎缩。肾盏变形及肾功能减退可类似肾结核，但钙化少见，无输尿管管壁增厚，明显肾积水少见。

3. 肾脓肿　临床发病急，有寒战、高热，实验室炎症指标升高，尿路刺激征少见；早期多为等或略低密度占位性病变，病变边缘模糊，增强扫描内部点片状低密度区域系坏死成分，脓肿形成后病变边缘清楚，密度均匀，增强扫描脓肿壁轻度强化，周围见低密度水肿区，慢性期病灶中央与周边密度差异较大，增强扫描见宽窄不一强化环，重者可累及腰大肌，肾周筋膜常弥漫性增厚。

4. 肾肿瘤　当结核干酪样坏死形成肿块时需与肿瘤鉴别，肿瘤多单发，实性成分不同程度强化，钙化少见，结合临床及尿细菌性检查可鉴别。

【重点提醒】

泌尿系统结核可导致节段性尿路梗阻，引发多种严重并发症，最终导致多个器官出现功能障碍。

【影像检查选择策略】

影像学检查往往是第一个可以反映由结核所导致泌尿系统病变的检查手段。X线静脉肾盂造影可评估患侧肾功能、病变程度与范围。超声检查在泌尿系统结核病变中的表现缺乏特异性，清晰度也不如CT检查，价值有限，但是由于超声基本无放射性，所以在儿童或孕妇中可选用。腹部平片能观察到患侧肾脏局灶或斑点状钙化影或全肾广泛钙化。CT尿路造影检查是最常用的泌尿系统结核影像学诊断方法。中晚期肾结核CT检查能清楚地显示扩大的肾盏肾盂、皮质空洞及钙化灶，三维成像还可以显示输尿管全长病变。MRI尿路造影对诊断肾积水有独到之处。静脉肾盂造影显影不良时，CT、MRI有助于确定诊断。

第二节　肾盂肾炎

【典型病例】

患者，女，61 岁，腹痛 1 天（图 5-3）。

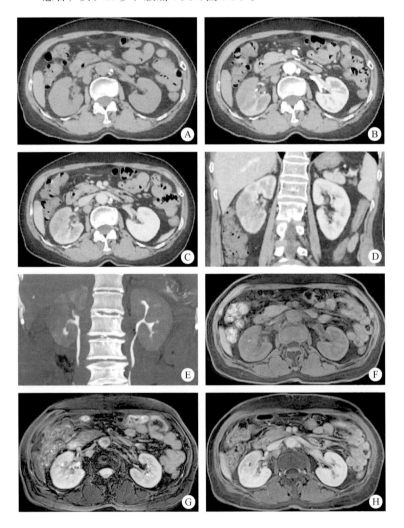

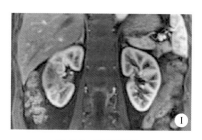

图 5-3 肾盂肾炎

A. CT 平扫轴位示右肾形态局部稍饱满；B、C. CT 皮质期、实质期轴位；D. CT 实质期冠状位示右肾强化程度较对侧减低，并见片状低强化区，边界不清，皮髓质分界不清；E. CT 排泄期 MIP 示右肾病变区邻近肾盏肾盂形态欠佳，边界毛糙；F、G. T_1WI、T_2WI 平扫轴位示右侧肾脏局部稍肿胀，其内可见弥漫性斑片状长 T_1 混杂 T_2 信号；
H. MRI 增强轴位；I. MRI 增强冠状位示右肾呈不均匀强化，异常信号边界不清

【临床概述】

肾盂肾炎（pyelonephritis）是指发生于肾盂、肾实质的炎症，是常见的肾感染性疾病，致病菌以革兰氏阴性大肠杆菌多见，病变可累及单侧或双侧，大多数肾盂肾炎为上行性感染，下行性（血源性）感染少见。危险因素包括糖尿病、免疫功能低下、高龄、结石病史等。根据临床病程及症状，可分为急性和慢性，其他亚型和并发症包括黄色肉芽肿性肾盂肾炎、气肿性肾盂肾炎、肾 / 肾周脓肿。

1. **急性肾盂肾炎** 为肾间质的化脓性炎症或脓肿形成和肾小管坏死，可合并急性坏死性乳头炎、肾盂积脓、肾周围脓肿。临床表现为全身中毒症状（如发热、寒战）、腰部酸痛、肾区叩痛等，急性期有效治疗后可治愈，否则可转入慢性期。

2. **慢性肾盂肾炎** 为肾小管 - 间质的慢性非特异性炎症，镜下表现为局灶性的淋巴细胞、浆细胞浸润和间质纤维化。扩张的肾小管内可出现均质红染的胶样管型。临床上慢性肾盂肾炎常缓慢起病，也可表现为急性肾盂肾炎的反复发作，伴有腰背部疼痛、发热、频

发的脓尿和菌尿。

【影像表现】

1. X 线表现　平片仅可显示肾脏体积的改变。在静脉肾盂造影中，可以呈现多种特征性征象，肾盏变形，肾盏轮廓的改变，肾脏显影延迟或不显影，肾盂肾炎双侧性受累多见，但双侧病变的程度及其发展可能不均等。因此，在 X 线检查中需要仔细观察双侧肾脏的表现。

2. 超声表现　急性肾盂肾炎大多数情况下超声检查无明显异常表现。病变较重时可能表现为肾脏弥漫性或局限性增大、皮质增厚，继发水肿时回声减低或潜在出血时回声增高、皮髓质界限模糊、肾盏或肾盂少量积水。

慢性肾盂肾炎时肾脏外形缩小变形，表面凹凸不平，皮质回声可能变薄或增厚，肾盂肾盏可能变形、缩窄。有时肾内可见残存的肾组织形成多个均匀低回声团，这些表现可能类似于肿瘤，但结合病史和临床表现可以鉴别。

3. CT 表现　急性肾盂肾炎是一种突发的肾脏感染，可表现为局灶性或弥漫性肾盂肾炎。影像上在疾病初期可无异常表现，后期表现为局灶性（楔形或肿块样）或弥漫性（弥漫性肿胀、显影不良、周围渗出）等肾脏改变。平扫肾脏外形可正常或肿胀，见局灶性三角形或楔形、肿块样低密度区，病灶从髓质的乳头延伸至皮质表面。少数情况下，CT 平扫可见出血性细菌性肾炎的高密度区，增强扫描后可表现出肾脏条纹样、地图样改变。

慢性肾盂肾炎常由反复发作的下尿路感染引起，也可由其他危险因素引起，如结石和慢性梗阻、尿流改道等。CT 平扫见肾脏外形不同程度萎缩，肾盂肾脏变形，对侧肾脏的代偿性肥大。

4. MRI 表现　类似 CT。

【鉴别诊断】

局灶性肾盂肾炎需与肾梗死、肾肿瘤鉴别，弥漫性肾盂肾炎需与肾肿瘤、肾结核、间质性肾炎鉴别。

1. 肾梗死　肾组织因肾动脉主干或其分支栓塞或血栓而缺血坏死，CT 平扫呈楔形低密度，基底位于肾边缘、尖端指向肾门，边缘清楚，增强后无强化，皮质保留强化而出现"皮质边缘征"，CT 血管成像显示肾动脉主干或分支中断，可明确诊断。

2. 肾淋巴瘤　肾脏是最常见的受淋巴瘤影响的腹部器官，大多数为非霍奇金 B 细胞淋巴瘤，多为继发性。影像学表现多样，可分为六种模式：多发病变（最常见）、腹膜后直接侵犯、孤立性病变、肾周病变、肾肿大、肾窦受累。间接征象包括腹膜后淋巴结肿大，成串或成堆，轻度均匀强化或无明显强化。

3. 肾细胞癌　是肾脏最常见的恶性肿瘤，多发生于 40 岁以上人群，男女比例 2∶1。临床典型表现为无痛性肉眼血尿（早期）。早期即可发生血行转移，最常转移到肺。病理类型不同，强化方式不一致：富血供的肾透明细胞癌呈快进快出型，多位于肾皮质区；少血供的肾乳头状细胞癌呈缓慢升高型，多位于肾皮质区；肾嫌色细胞癌虽然少血供，呈缓慢升高型，但多位于肾髓质区。

4. 肾结核　最常见的泌尿系统结核，多为继发性，大多数来源于肺。影像表现早期无明显改变，进展期包膜凹凸不平，晚期弥漫性钙化、肾自截、体积缩小。囊性改变为其特征性征象，单发或多发囊状低密度，增强延迟期见对比剂进入，若脓腔较大，张力高，围绕肾盂呈花瓣状或猫爪状排列，常伴钙化，肾盂输尿管壁明显增厚、强化，肾周围炎性渗出，可伴腹膜后或肾门旁淋巴结肿大。

【重点提醒】

CT 是肾盂肾炎严重程度影像学评估的金标准，影像学对于避免影像科医师将其误诊为恶性肿瘤并指导临床医生进行适当的内科或手术治疗至关重要。

【影像检查选择策略】

急性肾盂肾炎发热症状存在 3 天以上时，选择影像学检查尤为必要。推荐先行肾脏超声排除结石或梗阻因素。在急性肾盂肾炎时，腹部平片可因肾肿胀而使肾外形显示不清，但可明确肾盂内有无可疑的尿路结石。静脉肾盂造影可观察到肾盏显影延缓和肾盂显影减弱，有时可见输尿管上段和肾盂轻度扩张。为进一步明确诊断，推荐进行 CT 扫描，因其能更好地显示泌尿系统的形态及感染的严重程度。部分可合并泌尿系统变异、梗阻等。MRI 表现类似 CT，儿童或孕妇、对比剂过敏患者可选择 MRI 检查。

第三节　肾　脓　肿

【典型病例】

患者，女，35 岁，右侧腰痛 20 余天（图 5-4、图 5-5）。

【临床概述】

肾脓肿（renal abscess）是指肾脏实质因炎症而被破坏，形成脓性包囊。常见致病菌为金黄色葡萄球菌，致病菌到达肾后在肾皮质和（或）髓质形成小脓肿，小脓肿逐步融合成较大的脓肿，亦可称为肾皮质脓肿、肾皮髓质脓肿或肾多发性脓肿。少数可穿破肾包膜，侵入肾周脂肪，形成肾周脓肿，甚至穿破肾周筋膜形成肾旁脓肿。

临床上多起病较急，表现为发热、寒战、食欲缺乏等菌血症或败血症症状，继而出现局部症状和体征，如肾区疼痛、压痛，多无尿路刺激症状。

【影像表现】

1. 超声表现　肾脓肿早期可能表现为肾脏弥漫性或局限性增大，肾实质内出现孤立性或多发性的包块，边界模糊不清，内部回声不均匀。随着病情的发展，脓肿逐渐液化，可见无回声或低回声区，脓肿壁增厚且回声增强。脓肿局部肾包膜回声模糊、中断。典型表现为肾脓肿形成后，超声下呈圆形或椭圆形低回声区或无回声区，但内部回声可因脓肿的液化程度而有所不同。

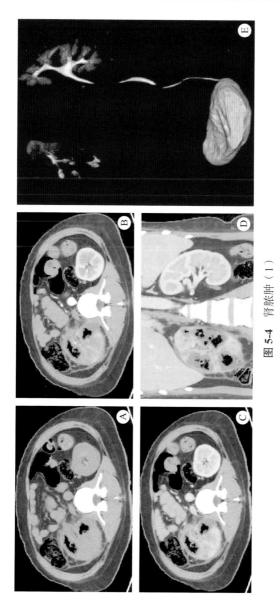

图 5-4　肾脓肿（1）

A. CT 平扫轴位示右肾体积大，密度不均，可见混杂含气密度影，肾周间隙不清，邻近腹膜增厚；B、C. CT 增强皮质期、实质期轴位示右肾强化较对侧减低，皮髓质分界模糊；D. CT 增强实质期冠状位示病变位示病变位置及范围较广；E. CT 排泄期 VR 示右肾盂肾盏形态失常，排泄延迟，输尿管未见明确对比剂填充

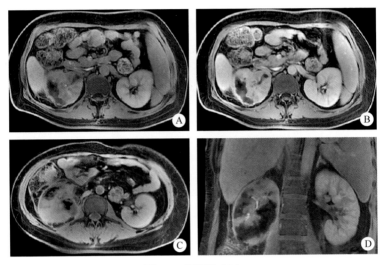

图 5-5　肾脓肿（2）

A.T₁WI 平扫轴位示右肾体积增大，边界毛糙，实质内见团片状混杂长 T₁ 信号影；B、C.不同层面 MRI 增强轴位；D.冠状位呈不均匀强化，周围脂肪囊、肾周筋膜及腹膜增厚

2. CT 表现　肾脓肿可单发或多发，CT 表现因病灶的进展程度不同而不同。脓肿早期为等或略低密度病变，呈楔形或圆形，边界模糊，轻中度强化。脓肿形成期呈圆形低密度，增强后脓壁可见中等程度强化，实质期脓壁进一步强化，肾周脂肪间隙模糊。脓肿愈合期病变体积变小，呈圆形或楔形，愈合后肾轮廓凹陷变形。

3. MRI 表现　肾皮质下类圆形低信号，内部信号极不均匀，有含水、含气区，肾包膜下反应性积液，增强病灶周边呈中等程度强化。

【鉴别诊断】

1.肾结核　参见本章第二节"鉴别诊断"部分。

2.肾细胞癌　参见本章第二节"鉴别诊断"部分。

3. 黄色肉芽肿性肾盂肾炎　参见本章第一节"鉴别诊断"部分。

【重点提醒】

肾脓肿常为肾盂肾炎迁移出现的并发症，若肾盂肾炎患者经规范治疗后，症状及体征仍无明显改善，应怀疑并发症肾脓肿。需要注意的是，15% ～ 20% 的肾脓肿患者尿培养阴性。

【影像检查选择策略】

超声常作为本病的筛查方法。CT 和 MRI 增强为首选，目前被认为是最灵敏和特异的检查方法，可明确病变范围，评估肾感染程度及是否存在其他潜在疾病。不典型病例应密切随访。

第四节　膀　胱　炎

【典型病例】

患者，男，78 岁，尿频、尿急半年余（**图 5-6**）。

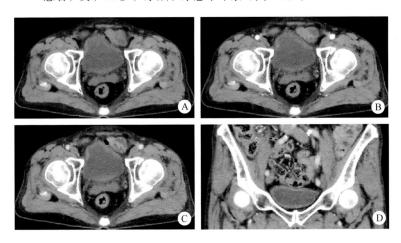

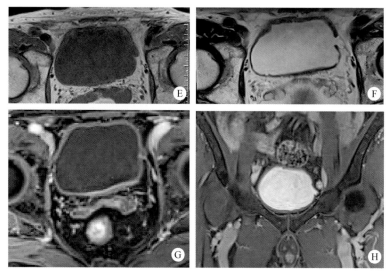

图 5-6 膀胱炎

A. CT 平扫轴位示膀胱壁增厚、边界略毛糙；B、C. 增强动脉期、静脉期轴位示增厚膀胱壁呈轻度强化；D. CT 增强冠状位示膀胱左侧壁小囊袋状突起；E、F. T_1WI、T_2WI平扫轴位示膀胱壁不均匀增厚，左侧壁局部见小囊袋状突起；G. MRI 增强轴位示膀胱壁轻度强化；H.MRI 增强冠状位示膀胱左侧壁小囊袋状突起

【临床概述】

膀胱位于盆腔内，无论泌尿系感染还是邻近脏器感染均可累及膀胱。膀胱炎（cystitis）的诊断主要依据临床表现和膀胱镜，影像学作为辅助诊断手段，可显示膀胱炎的潜在病因与并发症。膀胱炎按发病急缓分为急性和慢性，急性表现为尿频、尿急、尿痛、血尿等；慢性者反复发作，迁延不愈，常伴结石、梗阻或肾盂输尿管炎症。按是否有致病菌分为感染性和非感染性两类，前者的致病菌可为细菌（如结核菌）、真菌等，后者可为化学性、物理性（如放射性膀胱炎）、结石、梗阻、长时间导尿等因素引起。

特殊类型膀胱炎：气肿性膀胱炎多由产气菌感染所致，常见于糖尿病患者,膀胱内积气为典型特征,气体偶尔可进入膀胱周围间隙;间质性膀胱炎为慢性进行性加重的膀胱功能紊乱综合征,又称膀胱间质纤维化。

【影像表现】

1. 超声表现 膀胱炎的超声表现根据其类型不同而有所不同。急性膀胱炎早期,膀胱壁回声可能正常,或者由于水肿表现为轻度的局限性或弥漫性增厚,呈低回声。由于炎症引起的膀胱收缩或痉挛可导致膀胱容量减小。长期病变的慢性膀胱炎可能导致膀胱壁增厚,这是由广泛的纤维增生所致,其表面欠光滑,回声不均匀。

2. CT 表现 急性期多数表现正常,部分可有膀胱容积缩小,膀胱壁广泛增厚,增强后膀胱壁明显强化。慢性者膀胱容积缩小,膀胱壁局限性或弥漫性增厚,增强后膀胱壁强化程度减弱,CT 增强延迟期可见膀胱小梁增粗。

3. MRI 表现 类似 CT。

【鉴别诊断】

1. 腺性膀胱炎 可发生于任何年龄,好发于膀胱三角区、颈部、输尿管开口;膀胱壁厚或隆起型病变,表面较光滑,局限性隆起或宽基底结节,膀胱外膜层光滑,增强后强化不明显。临床无症状,无盆腔淋巴结肿大。

2. 膀胱癌 好发于老年人,尤其好发于膀胱后侧壁和三角区。其特征为膀胱壁厚或呈乳头状突起,表面不光整,内部可有液化、坏死或钙化,晚期膀胱外膜层模糊,增强后见明显强化。临床上间歇性、无痛性全程肉眼血尿,晚期可侵犯周围结构,盆腔淋巴结肿大。

3. 膀胱结核 常继发于肾结核,早期为炎症、充血、水肿、溃疡,晚期发生膀胱挛缩,病变累及输尿管口发生狭窄或闭锁,可导致输尿管、肾积水及肾功能受损。影像学膀胱壁不均匀增厚,肉芽肿可表现为软组织结节,边界欠清,密度不均,增强示实质部分强化,陈旧性灶可有各种各样的钙化,常伴有肾脏及输尿管改变,膀胱挛缩,易鉴别。

【重点提醒】

囊性膀胱炎与腺性膀胱炎实际上是同一疾病的不同过程，过去曾被片面地误解为癌前病变，导致许多医生对患者采取了类似肿瘤的治疗策略，但随着后来研究的深入，发现这两种膀胱炎是尿路上皮常见变异现象的一部分。目前对于腺性膀胱炎与腺癌的转化关系尚存在争议，确诊需依靠膀胱镜检查。

嗜酸性膀胱炎少见，属于一种尿路过敏性疾病，大多数为良性病变，可复发，偶尔也可发展为恶性病变。其临床表现与一般膀胱炎类似，CT表现多种多样，可表现为结节、团块状肿块，呈无蒂宽基底附着于膀胱壁上，也可表现为膀胱壁的弥漫性不均匀增厚，表面高低不平，增强后呈轻中度强化，局部往往可见坏死液化表现，但影像学表现缺乏特异性，与膀胱肿瘤难以鉴别，实验室检查发现尿及血中嗜酸性粒细胞增多有提示作用。

【影像检查选择策略】

超声常作为筛查方法，CT敏感性较高，可发现尿路异常，如结石、肿瘤等梗阻现象，MRI较少采用。

（陈　岩　吕培杰　赵香田）

第6章

肾囊性病变

第一节 肾 囊 肿

【典型病例】

患者，男，49岁，尿检异常（图 6-1）。

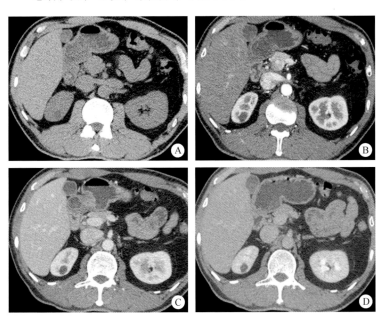

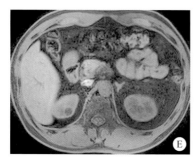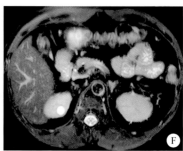

图 6-1　肾囊肿

A. CT 平扫示右肾实质内低密度类圆形肿物，CT 值为 12 HU；B ~ D. 增强扫描皮质期、
实质期及排泄期图像，病灶始终无强化；E. T$_1$WI 图像示病灶呈相对低信号；F. T$_2$WI
图像示病灶呈液性明显高信号

【临床概述】

（1）单纯性肾囊肿（simple renal cyst，SRC）是一种良性病变，
也是人类肾脏疾病中最常见的病变。单纯性肾囊肿合并出血、感染
或钙化时称为复杂性肾囊肿（complex cyst）。

（2）好发于成人，在儿童中很少见。发病人群男性多于女性，
其发病率随年龄增长而升高，50 岁以上健康人群肾囊肿超声检出率
达 6.36% ~ 24%。

（3）临床上多无症状。病理上，单纯性肾囊肿为一上皮起源、
薄壁充液囊腔。

【影像表现】

1. 超声表现　单纯性肾囊肿典型声像图表现为囊壁菲薄（几乎
难以辨认），光滑整齐，圆形或椭圆形无回声区；彩色多普勒血流
成像（color Doppler flow imaging，CDFI）上囊内无血流信号，囊壁
偶见少许绕行血流信号。复杂性肾囊肿呈分叶状或多房状，内有细
线状分隔回声，应注意恶变可能。极少数钙化，出现彗星尾征、斑
点状或弧形强回声或伴有钙乳沉淀引起的分层回声。囊肿内合并出

血或感染可出现弥漫性低回声或沉渣样回声。

2. CT 表现　单纯性肾囊肿通常病变边缘清晰，具有薄壁或难以察觉的壁，呈均匀一致的水样低密度影（CT 值＜ 20 HU），增强检查无强化（增强后 CT 值变化＜ +10 HU）（图 6-1）。复杂性囊肿平扫可呈高密度（70 ～ 90 HU）。

3. MRI 表现　平扫及增强扫描，T_1WI 通常呈低信号，T_2WI 呈明显水样高信号（图 6-1F）；伴出血性碎屑时可呈 T_1WI 高信号、T_2WI 低信号；弥散加权成像（DWI）可因 "T_2 穿透效应" 而呈高信号，但无扩散受限，表观弥散系数（ADC）图呈高信号；增强后各期无强化。

【鉴别诊断】

单纯性肾囊肿表现具有特征性，易于诊断，但复杂性囊肿影像诊断较困难，有时甚至难以与囊性肾细胞癌鉴别，此时可按照 Bosniak 标准对病变进行分型（表 6-1），以指导临床选择相应的治疗手段。

表 6-1　2019 版肾脏囊性病变 Bosniak 分级基于 CT 分级标准及处理

Bosniak 分级	CT 特征	处理
Ⅰ 级	边界清晰，壁薄（≤ 2 mm）且光滑；均匀单纯液体密度（–9 ～ 20 HU）；无分隔、钙化；囊壁可强化	无须随访
Ⅱ 级	边界清晰，壁薄（≤ 2 mm）且光滑，分为六种类型：①囊性病变伴少（1 ～ 3 个）且薄的分隔；囊壁及分隔可强化；可伴任意类型的钙化。②CT 平扫呈均匀高密度（≥ 70 HU）。③病变均匀无强化，CT 值＞ 20 HU，可伴任意类型的钙化。④未行增强 CT 检查时，病变密度均匀，CT 值为 –9 ～ 20 HU。⑤增强扫描实质期 CT 值为 21 ～ 30 HU 的均匀密度病变。⑥太小而无法定性的均匀低密度病变	良性 Ⅱ 级肾囊性病变，无须随访；可能良性 Ⅱ 级肾囊性病变，无须随访

续表

Bosniak 分级	CT 特征	处理
ⅡF 级	囊壁光滑，略增厚（3 mm）且强化或略增厚的 1 个或多个强化分隔，又或多个（≥4个）强化的光滑、薄（≤2 mm）分隔	需影像学随访，随访周期为 6 或 12 个月，随访需满 5 年
Ⅲ级	至少 1 个强化的厚（≥4 mm）壁或分隔，或者壁或分隔强化且不规则（出现≤3 mm 与囊壁或分隔呈钝角的凸起）	病变中等概率为恶性，无法明确时建议请泌尿外科会诊
Ⅳ级	至少 1 个强化结节（≥4 mm 与囊壁或分隔呈钝角的强化凸起，或者任意大小与囊壁或分隔呈锐角的强化凸起）	病变绝大多数为恶性，无法明确时建议请泌尿外科会诊

【重点提醒】

复杂肾脏囊性肿物应根据 2019 版 Bosniak 分级系统进行分类，并根据不同级别提供临床处理意见。

【影像检查选择策略】

超声检查为肾囊肿的首选影像学检查方法，超声诊断不明确时可行 CT 或 MRI 检查，必要时可行增强检查。无论超声、CT 或 MRI 检查，单纯性肾囊肿表现均具特征性，易于诊断。

第二节 多 囊 肾

【典型病例】

患者，男，56 岁，发现血肌酐升高（图 6-2）。

【临床概述】

1. 多囊肾（polycystic kidney disease，PKD） 是一种常见的单基因引起的常染色体遗传病，可以分为显性和隐性。

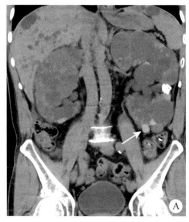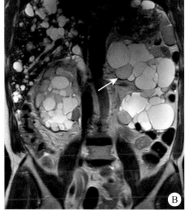

图 6-2　成人型多囊肾

A. CT 平扫冠状位示双肾不对称增大，其内布满多发大小不等圆形或卵圆形水样低密度病变，部分囊肿因出血而呈高密度（箭），并可见局部囊壁或肾实质钙化灶；B. 2 年后 T_2WI 冠状位示类似表现，部分囊肿因出血而呈低信号（箭），同时可见肝脏多发囊性病变呈多囊肝表现

2. 常染色体显性多囊肾病（autosomal dominant polycystic kidney disease，ADPKD）　临床上最常见，也称为"成人型多囊肾"，新生儿患病率约为 1/1000，其中约 15% 为非遗传性自发突变所致。患者多在成年期发病，肾脏出现大小不一的囊肿且进行性长大，压迫正常的肾组织，至 60 岁时约半数患者进展至终末期肾病，患者只能依靠透析或肾移植维持生命。

3. 常染色体隐性多囊肾病（autosomal recessive polycystic kidney disease，ARPKD）　在临床上比较罕见，也称为"婴儿型多囊肾"，发病率仅为 1/40 000 ～ 1/20 000，以肾脏和肝脏为主要累及器官，临床表现为双侧肾脏均匀对称性增大，并常伴有肝脾肿大、肝硬化及胆管扩张等症状，多数患儿于围产期或婴幼儿时即发病死亡。

ADPKD 主要临床表现为肾脏囊肿不断增大、增多，破坏正常的肾脏结构和功能，进而导致一系列临床症状。同时，ADPKD 可合并肾外器官病变的表现。肾脏相关的临床表现包括肾脏囊肿、腰腹部疼痛、肉眼或镜下血尿、囊肿、感染、肾结石、蛋白尿和高血压等。肾外器官的病变表现包括肝、胰、精囊、脾及蛛网膜囊肿，颅内动脉瘤、二尖瓣脱垂、憩室病、腹壁疝、精子异常和高脂血症等。

【影像表现】

1. 超声表现　双肾显著增大，包膜凹凸不平，肾结构显示不清，病情较轻者尚可见部分肾实质，病情重者常不能探及肾实质回声，肾脏内见多个弥漫性分布、大小不等的无回声区，由于囊肿间相互挤压，无回声区形态规则或不规则，内部透声好。有时还可见散在或弥漫性分布的结石。

2. CT 表现　双肾体积增大，边缘呈分叶状，双肾布满多发大小不等囊肿，其密度类似于单纯性囊肿，部分囊肿内可见出血（图 6-2）。残存的正常肾实质较少甚至难以识别，还可能发现同时存在的多囊肝和（或）多囊胰的表现。

3. MRI 表现　高分辨率的 T_2WI 图像对于发现较小的肾脏囊肿非常敏感，具体的诊断和排除标准见表 6-2。单纯囊肿壁薄、囊液信号类似于水，呈 T_1WI 低信号、T_2WI 高信号，伴有感染或出血的囊肿可呈 T_1WI 高信号，增强后无强化；感染的囊肿可出现周边环样强化。如出现实性成分或分隔不均匀强化，应警惕肾细胞癌的可能性。

表 6-2　ADPKD 的 MRI 诊断和排除标准

标准	肾囊肿个数
诊断标准	肾囊肿总数 ≥ 10 个
排除标准	肾囊肿总数 < 5 个

【鉴别诊断】

相对常见的可表现为肾囊肿的先天性疾病还有希佩尔 - 林道病

（von Hippel-Lindau disease）和结节性硬化症（tuberous sclerosis）等，需与本病进行鉴别。

1. von Hippel-Lindau 病　也可见双侧多发肾囊肿和肾细胞癌，而其肾外表现包括肾上腺嗜铬细胞瘤、胰腺囊肿和胰腺肿瘤，这些症状有助于将其与 ADPKD 相鉴别。其典型腹外表现即血管母细胞瘤，这一特征进一步区分于 ADPKD。

2. 结节性硬化症　此类患者的典型特征之一是肾脏血管平滑肌脂肪瘤，这在 ADPKD 中并不出现。此外，该病还常伴有肺淋巴管平滑肌瘤病和中枢神经系统病变，包括皮质结节、室管膜下结节及巨细胞星形细胞瘤。然而，值得注意的是，已有报道指出 16 号染色体上 PKD1 和 TSC2 基因的大片段缺失可引起结节性硬化症和 ADPKD，这一邻近基因综合征使得两者在影像学表现上可能出现重叠，从而增加了鉴别诊断的难度。

【重点提醒】

当多囊肾病合并其他肾脏并发症时，常表现为囊肿内出血或囊肿感染。当怀疑合并恶性肿瘤如肾癌时，MRI 减影图像是评估复杂囊肿的关键，因为蛋白质和血液的存在会限制对增强成分的评估。

【影像检查选择策略】

对于有明确 ADPKD 家族史者，主要依靠肾脏影像学进行诊断，首选肾脏超声检查。ADPKD 的超声诊断和排除标准依据不同年龄段的囊肿数量来确定。肾脏 MRI 对于发现较小的肾脏囊肿更为敏感，具体的诊断和排除标准取决于囊肿的数目。

第三节　髓质海绵肾

【典型病例】

患者，女，53 岁，体检发现双肾异常（图 6-3）。

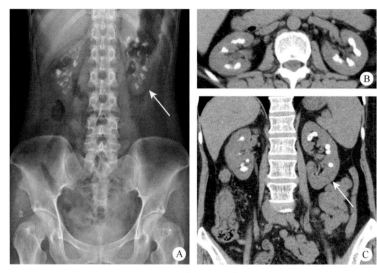

图 6-3 双侧髓质海绵肾

腹部平片（A）、CT 平扫横轴位（B）和 CT 平扫冠状位（C）重建显示双肾髓质多发类圆形、圆形或不规则致密影，呈簇状、放射状排列

【临床概述】

（1）髓质海绵肾是一种先天性、罕见的良性肾集合管发育缺陷疾病，其特征为肾锥体的乳头体和集合管呈梭状或囊状扩张。病肾横切面可见肾髓质内弥漫 1～8 mm 囊肿，如同海绵状，因此而得名。该病通常为散发，好发年龄 20～30 岁，女性略多于男性。此病变通常只影响肾髓质，肾皮质结构几乎不受影响。

（2）大多数髓质海绵肾患者无临床症状，多在体检时发现，若合并肾结石及感染，可出现血尿、肾绞痛、发热、排尿困难等症状。由于尿路淤积、高钙尿，可继发肾小管性酸中毒，70% 的患者可并发肾结石，并引发频繁的尿路感染、血尿，后期可能出现肾功能不全。因此，尽管髓质海绵肾通常被认为是一种良性疾病，仍需要引起临床重视。

【影像表现】

1. CT 表现　患肾肾锥体内多发斑点状小结石，散在或簇集成团，呈花环状、扇形分布，对比剂聚集时可造成结石增大的假象。若无结石，肾锥体内可见扩张的集合管呈条纹状、小囊状，扩张的集合管内对比剂排空较为延迟。

2. MRI 表现　肾锥体内多发大小不等囊状及条管状长 T_1、长 T_2 信号，病灶张力较低，直径多在 10 mm 以内。MRI 在显示小结石方面逊于其他影像学检查。

【鉴别诊断】

本病需与肾结核、肾钙质沉着症、肾乳头坏死鉴别。

1. 肾结核　大多继发于肺结核，单侧多见。肾脏感染结核杆菌后，若机体免疫力正常，则病灶局限于肾皮质；当结核杆菌量大、机体免疫力低下时，结核杆菌可经过肾小管蔓延到肾髓质，并溶解破溃排入肾盂肾盏，进入输尿管、膀胱，引起输尿管感染、结核性膀胱炎、膀胱挛缩及纤维化。肾结核特征性改变为患肾多发囊状低密度灶，增强延迟期可见对比剂进入；若脓腔较大，围绕肾盂呈花瓣状或猫爪样排列。

2. 肾钙质沉着症　由钙在肾实质的病理性沉积引起，多见于甲状旁腺功能亢进（简称甲旁亢）、原发或继发性骨恶性疾病、小肠钙质吸收增加、肾小管性酸中毒等。一般无肾集合管扩张和乳头囊腔形成，且钙化表现多样，呈散在斑点状到双肾弥漫或巨大钙化不等。

3. 肾乳头坏死　是肾髓质缺血和（或）严重感染导致的肾实质毁损性并发症，常见于糖尿病（50% ～ 60%）、泌尿道梗阻、镇痛剂肾病等。病变主要位于肾髓质锥体和乳头部，CT 可见肿大肾髓质锥体乳头部不同形状低密度影，并伴不同程度肾包膜毛糙、肾周间隙高密度影。CT 排泄期，根据对比剂是否进入肾乳头，将其分为局灶型坏死（肾乳头病变局限且未与肾盏相通）、空洞型坏死和混合型坏死。

【重点提醒】

髓质海绵肾临床多表现为反复发作的腰痛、血尿、尿路感染，女性略多见。影像学上以肾锥体的乳头管和集合管呈梭形或者小囊状扩张为特征，可见散在或簇集成团钙化，呈花环状、扇形分布，不累及肾皮质。

【影像检查选择策略】

CTU 是本病主要检查方法，MRI 可显示肾锥体内多发小囊变，但对于结石及钙化显示欠佳。

（丘　清　赵香田　贾永军）

第 7 章

泌尿系统肿瘤

第一节　肾　细　胞　癌

【典型病例】

病例一　患者，女，38 岁，无痛性血尿 3 天（图 7-1）。

病例二　患者，男，64 岁，右腹部疼痛 1 周，超声发现右肾囊实性占位（图 7-2）。

【临床概述】

肾细胞癌是最常见的肾脏恶性肿瘤，各年龄段人群均可发生，多见于 40 ～ 70 岁，男：女≈3：1。病理上肾细胞癌主要来源于肾小管上皮细胞，癌肿一般无包膜，仅有一层纤维组织构成的假包膜，肿瘤可呈球形，内部病理成分可很复杂，常合并出血、坏死、囊变或钙化。肾癌病理分型为透明细胞癌（60% ～ 75%）、乳头状细胞癌（13% ～ 20%）、嫌色细胞癌（5% ～ 7%）、集合管癌（1%）和未分化癌（罕见）。临床典型表现为血尿、肿块及疼痛。肿瘤可产生异位激素或激素样物质导致副肿瘤综合征，如红细胞增多症、高钙血症、库欣综合征和高血压等。双侧多发肾透明细胞癌、囊肿可能是希佩尔 - 林道（von Hippel-Lindau，VHL）综合征的表现之一。

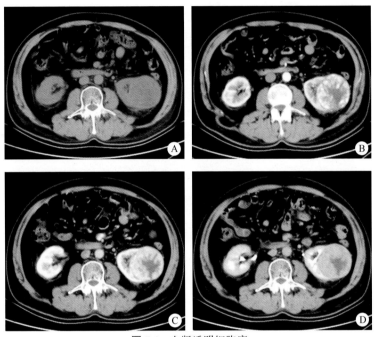

图 7-1　左肾透明细胞癌

A. 轴位 CT 平扫示左肾中极不均匀低密度肿块；B. 增强后肾皮质期示肿瘤实质部分明显不均匀强化，囊变坏死区未见明显强化征象；C. 肾实质期病灶部分廓清，强化不均匀；D. 排泄期肿瘤强化程度明显降低

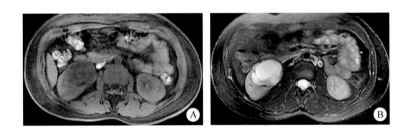

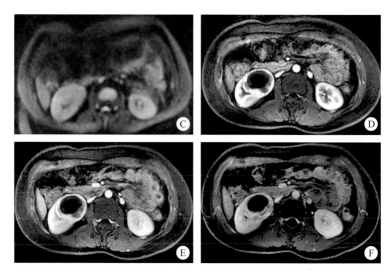

图 7-2　右肾透明细胞癌

A、B. MRI 压脂轴位 T_1WI 和 T_2WI 示右肾肿块呈稍长 T_1、长 T_2 信号，中心有较大坏死及囊变；C. DWI 呈等和稍低信号；D～F. 增强后肾皮质期肿瘤实质部分明显不均匀强化，囊变坏死区未见强化，肾实质期病灶部分廓清，强化不均匀，排泄期肿瘤实质部分信号进一步降低，可见假包膜延迟强化

【影像表现】

1. 超声表现　大多数为边界清晰的实性肿瘤，呈圆形或椭圆形，少数肿瘤也可呈不规则形。多数肿瘤向被膜外突出，有时周围伴晕环。肾肿瘤向周围生长会直接侵犯肾盂、肾盏、肾周筋膜及肾外的结构，随着肿瘤的增大，肾集合系统受压变形造成肾盂积水，可以并发出血、坏死及囊变等症状，从而导致内部回声不均匀。肾静脉或下腔静脉内形成瘤栓，彩色多普勒血流成像（CDFI）可见肾静脉和（或）下腔静脉血流受阻或中断。

2. CT 表现

（1）能够显示病变的部位、形状、大小及血供情况，以及病灶强化的模式。另外，可观察有无肾静脉、下腔静脉瘤栓形成，腹膜后及肾周有无侵犯和淋巴结转移。

（2）大小：一般来说肾癌病灶大小不一，小者直径可为几毫米，大者直径可达十几厘米。

（3）形态：大多数外形光滑整齐，边界清晰，较大肿块形态可不规则，肾皮质可中断，肿块可有假包膜。

（4）密度：透明细胞癌一般密度等于或稍低于肾实质，增强后肾皮质期肿瘤实性部分明显强化，大多数强化接近或达到肾皮质强化幅度，囊变坏死区无明显强化，肾实质期及排泄期病灶大部分区域迅速廓清，呈稍低密度，可见假包膜延迟强化，多呈"快进快出"的特点。乳头状细胞癌因乏血供，增强后强化程度较低，皮质期至实质期减退缓慢。嫌色细胞癌 CT 增强呈轻中度强化，各期强化程度均低于肾皮质，实质期强化程度高于皮质期。集合管癌也为乏血供肿瘤，皮质期一般轻度强化，实质期及排泄期强化程度增加，延迟期可出现"轮辐状"强化。未分化癌与透明细胞癌类似，但更具有侵袭性。

（5）囊性肾癌是影像学诊断用语，指肿瘤内含有囊性成分（Bosniak Ⅳ级）。

3. MRI 表现　平扫及增强扫描可获得更多的影像信息，对病灶内的病理变化更加敏感，对显示少量出血、坏死、囊变及脂肪变性明显优于 CT。T_2WI 对显示假包膜最为敏感，为稍低信号；病灶实性部分呈稍长 T_2 信号；囊变坏死多见，可位于病灶中心或边缘；反相位部分病灶可见脂肪变性，呈局灶性信号减低；DWI 病灶实性部分轻度扩散受限或不受限。

【鉴别诊断】

本病主要与肾囊肿、血管平滑肌脂肪瘤、肾嗜酸细胞腺瘤、肾素瘤、肾盂癌等鉴别。

1. 肾单纯囊肿或高密度囊肿　不论囊肿密度高低，一般边界比较清晰，增强后各期均未见强化，囊壁光整，无壁结节；合并感染时，囊壁可稍毛糙，囊液可有分层。

2. 血管平滑肌脂肪瘤（angiomyolipoma，AML）　肿瘤含有不同比例的血管、平滑肌及脂肪组织，因各组织成分比例不同，影像表现差异较大。对于富含脂肪的病灶，CT 可明确诊断，而对于乏脂性病变，CT 诊断较为困难，MRI 反相位发现少量脂质可提高诊断的准确性。

3. 肾嗜酸细胞腺瘤　肿瘤较小，位于肾皮质，向外突出；CT 平扫为均匀低密度影，增强扫描均匀强化，肿瘤较大时中心可见星样瘢痕。征象不典型时，与肾细胞癌鉴别困难。

4. 肾素瘤　此瘤多发生于女性，因分泌肾素而得名，患者多有血压明显升高，出现醛固酮增多症状为其特点。形态学上多为肾皮质小瘤，为乏血供肿瘤，增强扫描多不强化。

5. 肾盂癌　肿瘤起始于肾盂，呈附壁离心、膨胀性生长，可侵犯肾窦及肾实质，一般不引起肾外形的改变，临床多有无痛性全程肉眼血尿，静脉肾盂造影可见肾盂内结节状、菜花状充盈缺损影，常可使肾小盏及肾盂变形、压迫、移位、梗阻，甚至发生肾盂积水。CT 增强扫描肿瘤呈轻中度持续强化。

【重点提醒】

肾癌的分期对其预后有决定性影响。肾癌有两种分期方法，即 Robson 分期和 TNM 分期（表 7-1 ～ 表 7-3），临床上最常用的是 TNM 分期。根据肾癌原发灶的大小、有无淋巴结转移、有无远处转移等，将肾癌分为四期。

表 7-1　肾癌 Robson 分期

分期	标准
Ⅰ 期	肾癌位于肾包膜内
Ⅱ 期	肾癌侵入肾周围脂肪，但仍然局限于肾周围筋膜内

续表

分期	标准
Ⅲ期	肾癌侵犯肾静脉或局部淋巴结，有/无下腔静脉、肾周围脂肪受累
Ⅲa期	肾癌侵犯肾静脉和（或）下腔静脉
Ⅲb期	区域性淋巴结受累
Ⅲc期	同时累及肾静脉、下腔静脉、淋巴结（同侧肾上腺）
Ⅳ期	远处转移或侵犯邻近器官
Ⅳa期	肾癌侵犯除肾上腺外的邻近器官
Ⅳb期	肾癌癌细胞远处转移

表 7-2 肾癌 TNM 分期

分期	标准	分期	标准
原发肿瘤（T）		**区域淋巴结（N）**	
TX	原发肿瘤无法评估	NX	区域淋巴结无法评估
T0	无原发肿瘤的证据	N0	区域淋巴结无转移
T1	肿瘤局限于肾脏，最大径≤7 cm	N1	区域淋巴结转移
T1a	肿瘤最大径≤4 cm		
T1b	4 cm＜肿瘤最大径≤7 cm	**远处转移（M）**	
T2	肿瘤局限于肾脏，最大径＞7 cm	M0	无远处转移
T2a	7 cm＜肿瘤最大径≤10 cm	M1	远处转移
T2b	肿瘤最大径＞10 cm		
T3	肿瘤侵及肾静脉或除同侧肾上腺外的肾周围组织，但未超过肾周围筋膜		
T3a	肿瘤侵及肾静脉或侵及肾静脉分支的肾段静脉（含肌层的静脉）或侵犯周围脂肪和（或）肾窦脂肪/肾盂旁脂肪，但未超过肾周筋膜		
T3b	肿瘤侵及膈下的下腔静脉		
T3c	肿瘤侵及膈上的下腔静脉		
T4	肿瘤侵出肾周筋膜，包括侵及同侧肾上腺		

表 7-3　不同病理类型肾癌的诊断要点

透明细胞癌	乳头状癌	嫌色细胞癌	集合管癌
发生于近曲小管	发生于近曲小管或远曲小管上皮细胞	发生于集合管的暗细胞	发生于髓质集合管上皮
富血供	乏血供	乏血供	乏血供
易钙化、出血、坏死、囊变	易钙化、出血、坏死、囊变	少钙化、出血、坏死、囊变	可伴有坏死
较小时密度多均匀，较大时密度不均匀，边界清	密度不均匀，边界清	密度均匀，边界清	多呈稍高 - 等 - 稍低混杂密度，边界不清
快进快出，皮质期显著增强	强化程度最低，皮质期到实质期减退缓慢	轻 - 中度强化，延迟期可出现"轮辐状"强化	轻度延迟强化

【影像检查选择策略】

超声检查表现为肾实质内的低回声结节，病灶内回声欠均匀，衰减明显，CDFI 显示血流丰富，信号不均匀。CT 平扫及增强扫描能明确发现有无占位性肿块，显示病变的部位、形状、大小、血供情况，以及病灶强化的模式；另外可观察有无肾静脉、下腔静脉瘤栓形成，腹膜后及肾周有无侵犯及淋巴结转移。MRI 平扫及增强扫描可获得更多的影像信息，对病灶内的病理变化更加敏感，在显示少量出血、坏死、囊变及脂肪变性方面明显优于 CT。

第二节　肾母细胞癌

【典型病例】

患儿，男，7 个月，腹痛、腹胀，超声诊断双肾占位（图 7-3）。

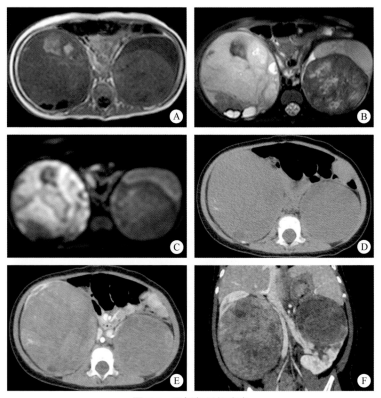

图 7-3 双侧肾母细胞瘤

A、B. MRI 轴位 T_1WI 和 T_2WI 示双肾肿块呈混杂信号影，斑片状短 T_1、短 T_2 信号提示出血；C. DWI 实性部分呈混杂高信号；D～F. 轴位 CT 平扫期、动脉期和冠状位 CT 实质期，CT 平扫示双肾肿块呈混杂密度影，增强后肾病变不均匀强化，可见低密度区及强化血管影，右侧为著，实质期残余肾实质强化呈"新月形"，与轻中度不均匀强化肿块形成鲜明对比，即"边缘征"

【临床概述】

肾母细胞瘤又称 Wilms 瘤，是起源于肾胚基细胞的恶性胚胎性肿瘤，是儿童最常见的恶性肿瘤之一，儿童肾脏的恶性肿瘤 90% 以上是肾母细胞瘤，其也是小儿腹膜后最常见的实体瘤。肾母细胞瘤多发生于肾实质内，组织学上主要包括上皮胚胎和间质成分。肿瘤的组织学特征具有多样性，细胞分化程度和含量不同，切面为灰白色，形态上可呈现出实性、囊实性或囊性，瘤体内常见出血和囊变坏死，但钙化现象较少。肿瘤呈膨胀性生长，向内可突破假包膜突入肾窦，向外可突破肾包膜侵及邻近组织，也可转移至腹膜后淋巴结、肝、肺及脑部等。双侧肾母细胞瘤是较为罕见的肾母细胞瘤类型，其发病年龄较单侧肾母细胞瘤小。

【影像表现】

1. 超声表现 一般肿瘤较大，残余肾组织被挤压在一边，不易被发现，部分可因肿瘤压迫而出现局限性肾积水。肿瘤内部回声常不均匀，边界清或不清。CDFI 示瘤体内点状或稍丰富血流信号，瘤体周边受压绕行的血管的血流信号。

2. CT 表现

（1）肾母细胞瘤多数巨大，呈球形或椭圆形，呈低密度改变，密度不均匀，内见出血、坏死、囊变。瘤内及边缘可见钙化，包膜清晰或部分显示不清。

（2）增强扫描病灶呈轻中度不均匀强化，与残余肾实质呈"新月形"强化形成鲜明对比，即"边缘征"。病灶内液化坏死及囊变区显示更清晰。肿瘤内可见迂曲、增粗的血管。MPR 显示肿瘤由肾动脉及腹主动脉细小分支供血。

（3）肾周脂肪间隙模糊、狭窄、消失，右肾肿块可导致肝脏、大血管及邻近结构不同程度的受压与推移，左肾肿块邻近胃肠道、胰腺、脾脏、腹主动脉及脾静脉，这些器官和血管可受到推挤和侵及。部分病例可出现低密度充盈缺损瘤栓。

3. MRI 表现 大部分在 T_1WI 上呈等、稍低信号；T_2WI 信号有别于肾脏其他肿瘤，呈等、稍低信号为主，可能是由于含铁血黄素的沉积；"假包膜"呈低信号；当病灶内部成分复杂，含液化坏死或出血时，MRI 信号表现多样。MRI 动态增强扫描表现与 CT 类似，为不均匀轻中度持续强化，各期强化程度均低于邻近肾实质。

【鉴别诊断】

本病主要需与肾细胞癌、神经母细胞瘤、后肾腺瘤等鉴别。

1. 肾细胞癌　肾癌有多种亚型，以透明细胞癌、乳头状癌、嫌色细胞癌最多见。透明细胞癌密度不均，常合并囊变坏死、钙化，动态增强呈特征性"快进快出"的特点；乳头状癌形态不规则，边缘可见结节样突起，中央液化坏死多见，增强扫描呈延迟强化；嫌色细胞癌平扫呈等低密度，密度大多较均匀，典型者可见中央"轮辐状"瘢痕，增强肿瘤实性部分及中央瘢痕呈延迟强化。肾癌与肾母细胞瘤的鉴别要点：①易浸润肾外组织并包绕相邻血管；②肿瘤血供更为丰富；③肿瘤密度混杂、液体成分所占比例较大。

2. 神经母细胞瘤　为肾外肿物，常见肾上腺来源，肿瘤中心靠近脊柱，肿块密度均匀，约 75% 的肿瘤内可见点状钙化灶，肿瘤常包绕大血管、骨转移、纵隔转移多见，尿中儿茶酚胺水平升高。

3. 后肾腺瘤　是一种起源于后肾胚基的罕见良性肿瘤，多见于中老年男性患者，表现为边界清晰的圆形或类圆形肿块，易合并出血、囊变坏死及钙化，CT 平扫表现为等、稍低或稍高密度，MRI 平扫呈 T_1WI 等、低信号，T_2WI 等、稍低或稍高信号，增强实性部分呈持续性轻中度强化，部分患者可伴红细胞增多症。

【重点提醒】

肾母细胞瘤在超声、CT 和 MRI 上最关键的表现是患肾失去正常形态，残缺不全，"新月形"残肾强化为其特征性的影像表现。结合其临床、发病年龄及发病率，诊断一般不难。肾母细胞瘤发生于成人者罕见，发病率仅占成人肾脏肿瘤的 0.5%，尤以 40 岁以下的成人多见，单侧多见，无明显性别差异。成人肾母细胞瘤诊断标准：①起源于肾脏；②存在原始母细胞样纺锤形或圆形细胞成分；③形成不成熟或胚胎样肾小管或小球样结构；④病理学上未观察到肾细胞癌组织；⑤组织病理学检查可证实诊断；⑥年龄超过 15 岁。

【影像检查选择策略】

肾母细胞瘤由于肿瘤体积较大，在影像学检查中相对容易被诊断出来。B 超、CT 和 MRI 均可用于诊断，首选超声检查，必要时再行 CT 或 MRI 检查。超声检查可以判断肿瘤是否起源于肾脏实质，并能发现肾静脉和下腔静脉是否受侵犯，为手术方案提供参考。CT 和 MRI 检查可以显示肿瘤的范围、累及范围（包括邻近淋巴结、器官、肾静脉和下腔静脉）、是否有转移及是否存在双侧病变。CT 检查对术前评估手术切除可能性和临床分期具有重要价值。

第三节　肾血管平滑肌脂肪瘤

【典型病例】

患者，男，40 岁，体检发现右肾占位（图 7-4）。

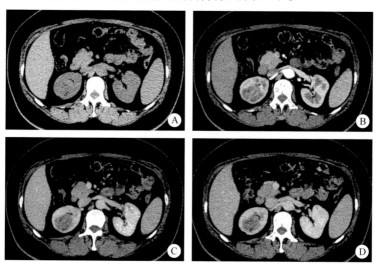

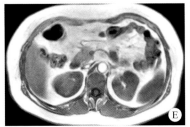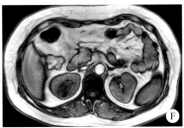

图 7-4 右肾血管平滑肌脂肪瘤

A. 轴位 CT 平扫显示右肾实质内可见等和稍低密度为主肿块影，中心可见斑点状更低密度脂肪影；B～D. 增强扫描后肾皮质期肿瘤实质部分强化不均匀（B），肾实质期（C）及排泄期（D）病灶大部分持续强化；E. MRI 同相位病灶呈等和稍高信号；F. 反相位病灶局部不均匀信号减低，并可见少许"勾边"效应，表明病灶内有成熟脂肪组织

【临床概述】

肾血管平滑肌脂肪瘤（angiomyolipoma，AML）是由大量血管、平滑肌和脂肪组成的肾脏良性错构瘤。20% 发生在结节性硬化症患者，80% 为散发。肿瘤可出血，且出血的风险率随着病变增大和瘤内动脉瘤的出现而升高。临床上直径小于 4 cm 的肿瘤多数无症状，为偶尔发现，而大于 4 cm 的病灶易扪及腹部肿块，并产生压迫性疼痛，AML 容易向外生长，且无包膜，当发生瘤内 / 瘤周出血时，可出现腹痛或血尿。肾脏乏脂型 AML 是指病理学上病灶脂肪含量少于 25%，影像学检查无脂肪密度或信号的 AML 约占肾脏 AML 的 4.5%，其并不是一个独立的病理学分类，主要病理类型为上皮样 AML 和平滑肌瘤型 AML，常被误诊为肾癌。

【影像表现】

1. 超声表现 典型 AML 表现为肾脏内高回声结节或团块，边界清楚，形态尚规则，无包膜，内部回声均匀或不均匀，不均匀者表现为肿瘤内部夹杂不规则低回声。CDFI 示较小的肿瘤内常不能探及血流信号，较大肿瘤内部可探及少量点状血流。肿瘤多数位于肾包膜内，不影响肾脏形态；但当瘤体较大时，肿瘤形态可不规则，突破肾包膜向肾外生长，表现为杯口征、侵蚀征或蘑菇云征（即肿瘤向外生长后局部包绕肾脏）。肾脏乏脂型 AML 超声表现为肾脏内的低回声结节或团块，边界尚清，无包膜，内部回声欠均，CDFI 示无血流信号或仅可见少量血流。

2. CT 表现

（1）小的肿瘤多位于皮质，为实性肿块，其内有脂肪密度，CT 值 –100 ～ –40 HU，CT 上检测到脂肪密度一般具有确诊意义。而当脂肪含量较少时，厚层图像上检出较困难，可用 1 ～ 2 mm 薄层图像观察，提高脂肪成分的检出率。肾脏乏脂型 AML 病灶形态不规则，常见劈裂征，边界清楚但无假包膜，平扫以高密度为主，密度相对均匀。

（2）增强后脂肪及坏死成分不强化，血管及平滑肌成分明显或持续强化，有时可有分房及分隔表现。肾脏乏脂型 AML 增强后呈中等至明显强化，强化方式多样，可表现为"快进快出"或"持续性强化"。

3. MRI 表现

（1）MRI 对 AML 内的脂肪很敏感，对微小脂肪可通过薄层扫描同反相位检出，小脂肪块周围可以出现第二类化学位移伪影，即勾边效应。肾脏乏脂型 AML 的典型表现为 T_2WI 低信号，部分可见流空血管影，正反相位可见极少量脂肪成分，强化程度和强化方式与 CT 相仿。

（2）DWI 序列脂肪部分呈低信号，血管平滑肌成分呈稍高信号。增强后血管平滑肌成分显著持续强化，肿块与肾实质交界面清晰，可见劈裂征象。

【鉴别诊断】

本病主要需与肾癌、肾嗜酸细胞腺瘤、肾盂癌鉴别。

1. 肾癌　易出血、坏死囊变，瘤内很少含成熟脂肪组织，但可以有脂肪变性。增强后肿瘤实性部分呈明显速升 - 速降型强化，囊变坏死区不强化，有假包膜。肾脏乏脂型 AML 容易误诊为肾癌，与三种常见类型肾癌鉴别诊断要点如下：①透明细胞癌，T_2WI 以不均匀高信号为主，容易坏死、囊变，强化明显而不均匀；②乳头状肾癌，T_2WI 也以低信号为主，但增强后多表现为轻度强化，部分为囊实性，囊壁可见乳头状轻度强化软组织影；③嫌色细胞癌，T_2WI 多以等、稍低信号为主，增强后为中等程度强化，强化较均匀，部分可见中央星状瘢痕影。

2. 肾嗜酸细胞腺瘤 肿瘤较小，位于肾皮质，向外突出，CT 平扫为均匀低密度影，增强扫描均匀强化，肿瘤较大时中心可见星样瘢痕。

3. 肾盂癌 肿瘤起始于肾盂，呈附壁离心、膨胀性生长，可侵犯肾窦及肾实质，一般不引起肾外形的改变，临床多有无痛性全程肉眼血尿，静脉肾盂造影可见肾盂内结节状、菜花状充盈缺损影，常可使肾小盏及肾盂变形、压迫、移位、梗阻，甚至发生肾盂积水。增强扫描肿瘤呈轻中度持续强化。

【重点提醒】

检出肿块内部的成熟脂肪组织是诊断本病的主要依据。MRI 对肿瘤内的脂肪敏感，对微小脂肪可通过薄层扫描同反相位检出，小脂肪块周围可以出现第二类化学位移伪影，即勾边效应。AML 可多发，也可在多个脏器发生。本病可为散发性，也可为结节性硬化症（TSC）的肾脏表现。TSC 是一组影响全身多器官系统的常染色体显性遗传的神经皮肤综合征，可累及全身系统，特别是脑、皮肤、神经系统、肾等多器官。TSC 在肾脏的表现包括 AML、良性囊肿和肾细胞癌，是 TSC 患者主要的致病、致死原因。

【影像检查选择策略】

因 AML 内含有脂肪组织，脂肪与周围组织声阻差大，所以超声表现为肾实质内以强回声为主肿块，边界清，但超声诊断和鉴别肾脏乏脂型 AML 较困难。CT 和 MRI 不仅能够显示 AML 的大小和形态，而且能分辨出肿瘤内的脂肪成分，特异性较高，有助于做出准确的诊断。在 MRI 双回波化学位移成像序列（Dixon 序列）下，肾脏乏脂型 AML 有更高的信号强度指数 [计算方法：（SI 同相位 –SI 反相位）/SI 同相位 ×100]，以及更低的肿瘤 / 脾脏信号强化比。而且，肾脏乏脂型 AML 在强化后的图像中具有更高的早期 / 延迟期信号强度比。瘤内出血时，其信号强度增高，在 T_1WI 上可与脂肪信号混淆，但 T_2WI 血肿信号较脂肪信号高。MRI 在显示血管方面较 CT 敏感，在脂肪成分方面也较可靠，但在显示肌肉方面缺乏特异性。

第四节　输 尿 管 癌

【典型病例】

患者，男，64 岁，无痛性肉眼血尿 20 余天（图 7-5）。

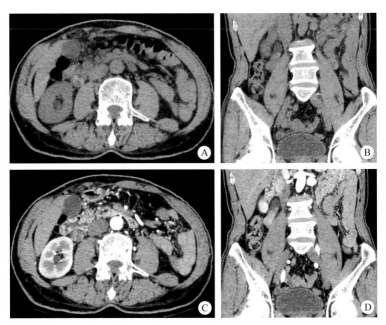

图 7-5　右侧输尿管癌

A、B. CT 平扫轴位和冠状位示右侧输尿管软组织密度影，右肾轻度积水；C、D. 增强 CT 扫描轴位和冠状位肾皮质期病变明显均匀强化，输尿管外缘光整

【临床概述】

输尿管肿瘤较少见，约 80% 为恶性。输尿管癌多来自输尿管上皮组织，按组织类型可分为移行细胞癌、鳞癌和腺癌。其中，移行细胞癌最常见，多呈乳头状生长，突入输尿管腔内，即乳头状癌，少数非乳头状型呈浸润性生长，累及输尿管壁各层，恶性程度高。输尿管癌可伴有肾盂、膀胱癌，表现为多灶性特点。原发输尿管肿瘤约 70% 发生在远端输尿管，25% 发生在中段，5% 发生在近端输尿管。血尿是原发性输尿管尿路上皮癌最常见的症状，可为肉眼血尿或镜下血尿。腰痛是其第二常见症状，疼痛通常为钝痛，由逐渐发生的梗阻和肾盂积水扩张所致，少数患者可因血块经过集合系统导致梗阻引起肾绞痛。少数患者在就诊时无症状，影像学检查偶然发现病灶才确诊。另有少部分患者表现为晚期病变症状，包括腰部或腹部肿块、体重减轻和骨痛。

【影像表现】

1. 超声表现　输尿管癌病变段输尿管扩张，扩张段或扩张的远端输尿管管腔内探及实质性低回声团块，与输尿管管壁分界不清，CDFI 示实质性团块内探及血流信号。若为输尿管出口处的移行上皮癌，超声可在扩张的输尿管膀胱壁内段探及菜花状低回声团块突向膀胱腔内。

2. CT 表现

（1）CT 难以发现早期小肿瘤，但可观察到输尿管、肾盂积水，以及周围组织浸润和淋巴结转移情况。随着 CT 尿路造影（CTU）及上尿路三维成像的应用，其显示病灶及梗阻的效果已优于静脉肾盂造影。

（2）CT 可直接显示病变部位及范围，可分为三型。Ⅰ型：管壁增厚型，肿瘤呈偏心性或环形局限性管壁增厚，形态不规则，无明显肿块形成。Ⅱ型：管内肿块型，管腔内见软组织肿块形成，无或伴有管壁增厚。Ⅲ型：腔外肿块型，肿瘤突破管壁，伴有周围软组织肿块，形态不规则，输尿管管壁外脂肪间隙模糊。增强扫描软组织肿块或增厚管壁常明显延迟强化。

（3）CT 可清晰显示输尿管管腔大小、病变部位及瘤体的基本范围，表现为输尿管突然狭窄、梗阻截断，梗阻部位发现输尿管管壁局限性不均匀增厚、腔内或突出腔外明显强化软组织肿块。CT 增强检查根据肾实质强化及肾小盏、肾盂显影，也可在一定程度上判断肾功能情况。

3. MRI 表现　输尿管癌 MRI 典型表现为冠状位"高脚杯"征，上方输尿管扩张，肿块上缘勾勒出形似杯内液体轮廓，下方输尿管可呈截断、鼠尾状或管壁不平。增强轻度强化，可见淋巴结及邻近结构侵犯。

【鉴别诊断】

本病主要与输尿管炎、输尿管结核、输尿管结石、输尿管息肉、膀胱癌鉴别。

1. 输尿管炎　慢性炎症可造成输尿管壁纤维化、渐进性狭窄，常合并管壁外间质内纤维增生条索灶，管壁较均匀增厚。

2. 输尿管结核　管壁增厚的范围相对输尿管癌广泛，常有壁外改变，增强扫描内膜侧强化程度较浆膜层明显，常继发于肾结核。

3. 输尿管结石　尿酸、黄嘌呤结石密度高于软组织及血凝块，结石周围输尿管壁可增厚，CTU 可见结石周围强化尿液，表现为"边缘征"。

4. 输尿管息肉　来源于输尿管间质，多位于肾盂输尿管连接处，CT 可见输尿管局部稍低软组织密度结节、壁外光滑，强化不明显。

5. 膀胱癌　位于壁段输尿管周围的膀胱癌可将输尿管口遮盖，需与下段输尿管癌相鉴别，两者鉴别需要进行膀胱镜检查，如有蒂与输尿管相连，则可诊断为输尿管癌。

【重点提醒】

CT 三维后处理技术在输尿管癌的诊断、鉴别、分期中具有重要应用价值。曲面 MPR 图像能清晰地显示肿瘤的数目、部位、侵犯范围及周围管壁增厚的情况，静脉期和延迟期效果更佳，梗阻处一般形态不规则，VR 图像显示局部管腔内对比剂变细或突然中断，管壁不光整。

【影像检查选择策略】

B 超检查是诊断输尿管肿瘤最常用的方法，通常作为首选检查。B 超可以显示输尿管内肿瘤、肾盂和输尿管积水，并能帮助鉴别结石和软组织病变。经腹超声检查有时难以发现输尿管内占位性病变，尤其是下段输尿管肿瘤。直肠或阴道超声检查可以更清晰地显示下段输尿管病变。X 线静脉泌尿系统造影是诊断输尿管癌的传统方法之一，但近年来应用逐渐减少。对于排泄性尿路造影显影不良的患者，应考虑逆行性上尿路造影或其他检查。CT 扫描具有高分辨率，可以清晰地显示肿瘤的部位、大小、密度、浸润范围及与周围器官的关系。MRI 检查具有优良的软组织对比度和多方位扫描优势，尤其是 MRU 水成像检查更有利于诊断输尿管癌。MRI 检查中，输尿管肿瘤在 T_1WI 上的信号强度与正常肾实质相似，在 T_2WI 上呈略高信号，与肾脏其他肿瘤信号相似，缺乏特异性。但如果肿瘤导致尿路梗阻积水，MRU 水成像可以帮助确定梗阻部位。

第五节　膀　胱　癌

【典型病例】

病例一　患者，男，73 岁，间歇出现无痛性肉眼血尿 1 月余（图 7-6）。

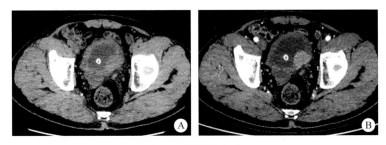

图 7-6　膀胱癌（1）

A. 轴位 CT 平扫示膀胱壁毛糙、增厚，左后壁可见不规则稍高密度软组织肿块影；

B. 轴位增强 CT 扫描动脉期明显强化，累及浆膜层

　　病例二　患者，男，67 岁，间歇出现无痛性肉眼血尿 3 天，膀胱镜取活组织进行病理检查确诊膀胱癌（**图 7-7**）。

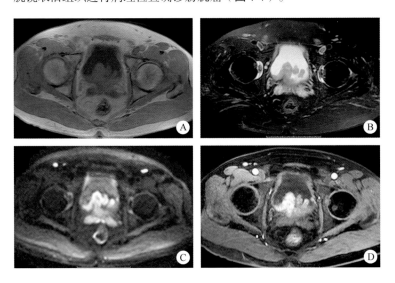

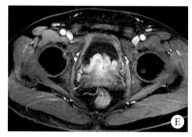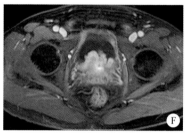

图 7-7　膀胱癌（2）

A、B. MRI 轴位 T_1WI 和 T_2WI 示膀胱壁毛糙、增厚，膀胱三角区可见不规则菜花状等 T_1 等 T_2 信号肿瘤；C. DWI 肿瘤呈显著高信号；D～F. 动态（30 s、100 s、180 s）容积增强 MRI 扫描示肿块明显强化，累及浆膜层

【临床概述】

　　膀胱癌是泌尿系统最常见的恶性肿瘤，多发于 50～70 岁，男性发病率是女性的 2～3 倍。膀胱癌 90% 为移行细胞癌，其他组织学类型为鳞状细胞癌和腺癌。移行细胞癌的好发部位为膀胱侧壁和膀胱三角区近输尿管开口处。肿瘤可单发或多发，大小不等。分化较好者多呈乳头状，也可呈息肉状，有蒂与膀胱黏膜相连。分化较差者常为扁平状突起，呈菜花状、基底宽、无蒂，表面可有坏死和溃疡形成，并可向周围浸润。临床常见的症状是无痛性血尿，血尿间歇出现，出血量或多或少，一般为全程血尿，终末加重。如合并感染，可出现尿频、尿急和尿痛等膀胱刺激症状。肿瘤阻塞输尿管开口，可引起肾盂积水、肾盂肾炎，甚至肾盂积脓等。

【影像表现】

　　1. 超声表现　膀胱壁上乳头状、菜花状或结节状低回声，向膀胱腔内突起，基底较宽，部分肿瘤表面还可见尿盐沉积而成的线状强回声。肿瘤与膀胱壁分界不清，瘤体部位膀胱壁回声模糊，连续性中断，甚至浸润到周围组织。CDFI 示肿瘤内探及血流信号。

2. CT 表现

（1）平扫可见肿瘤呈软组织密度，在膀胱周围低密度脂肪和腔内液体密度尿液的对比下，表现为自膀胱壁突入腔内或腔外的软组织密度肿块，常位于膀胱侧壁和三角区。肿块大小不一，呈结节、分叶、不规则或菜花状，其与壁相连的基底部多较宽。肿块密度通常均匀一致，少数表面可有点状或不规则钙化。部分膀胱癌无明确肿块，仅表现为膀胱局部不规则增厚，表面常凹凸不平。

（2）增强扫描时早期肿块多为均匀强化，延迟扫描，腔内充盈对比剂，肿块表现为低密度充盈缺损。

（3）肿瘤较大时，可发生坏死、液化，表现为密度不均匀，膀胱壁也可牵拉变形。肿瘤侵犯周围脂肪层时，膀胱壁与脂肪层间的分界模糊不清。晚期肿瘤可占据大部分膀胱腔，向外可累及邻近脏器。累及精囊表现为膀胱精囊三角消失，并使精囊向后移位。累及前列腺表现为前列腺增大、变形，并与膀胱肿块相连。累及阴道、宫旁组织或盆壁表现为局部软组织增厚或不规则肿块，累及输尿管表现为梗阻性积水。CT 仿真内镜可显示凸向膀胱腔内的不规则肿块。CTU 可显示肿瘤处充盈缺损，可见输尿管扩张积水。

3. MRI 表现　膀胱癌好发于膀胱三角区，表现为局限性扁平病变或结节、菜花状隆起性病变，在 T_1WI 上类似膀胱壁信号；在 T_2WI 上为中等信号，信号强度高于正常膀胱壁。早期强化程度高于正常膀胱壁，延迟可见充盈缺损。DWI 呈明显高信号，增强后呈进行性持续强化。可侵犯黏膜下层、肌层及浆膜层，从而累及周围脏器。膀胱癌淋巴结转移常以腹部淋巴结 10 mm、盆腔淋巴结 8 mm 为界并结合形态学来判别，例如圆形、不规则边界、中央坏死和脂肪门缺失。

【鉴别诊断】

本病主要与膀胱内阴性结石和血块或其他类型膀胱肿瘤、腺性膀胱炎、脐尿管癌鉴别。

（1）阴性结石和血块：也可造成膀胱内充盈缺损，增强扫描无强化，变化体位检查多有位置变化。

（2）早期膀胱癌与膀胱其他类型肿瘤（平滑肌瘤、嗜铬细胞瘤、淋巴瘤等）有相似的影像学表现，鉴别多较困难，晚期有局部延伸或转移时，易于鉴别。

（3）腺性膀胱炎：是一种膀胱黏膜增生性病变，强化轻微，不累及黏膜下及肌层。有时与早期膀胱癌鉴别困难，需要内镜活检。

（4）脐尿管癌：脐尿管是尿囊胚胎部分的残留。退化的脐尿管形成脐正中韧带，从膀胱前顶部延伸至脐。脐尿管未完全退化残留可导致脐尿管囊肿、窦或憩室，也可导致脐尿管癌。多为腺癌或黏液腺癌，其发病部位比较固定，容易鉴别。

【重点提醒】

依据无痛性全程血尿、膀胱壁局限性增厚、自膀胱壁突入腔内或（和）向腔外突出的不规则肿块，多可做出膀胱癌的诊断。在对膀胱癌行肿瘤分期和远处转移评估时，CT 或 MRI 检查的范围应包括整个膀胱、近端尿道和盆腔淋巴结链。对于男性还应包括前列腺和精囊，女性应包括阴道和生殖器官（如果存在）。为确保评估的准确性，还应采集从主动脉分叉处延伸到耻骨联合的更广泛区域图像。

【影像检查选择策略】

膀胱肿瘤检查金标准为膀胱镜及病理检查，临床上常采用膀胱镜联合 CTU 诊断，胸部、腹部和骨盆的 CT 增强检查仍然是评估远处转移的首选成像方式。影像检查中初始检查一般是超声，其缺点是无法提供恶性肿瘤的腹盆腔全面分期，仅限于膀胱筛查和（或）局部分期，常需进一步行 CT 和 MRI 检查。CT 检查特别是 CT 尿路成像（CTU）是最常用的尿路上皮恶性肿瘤的诊断和分期检查手段，可用于肿瘤定位、分期和远处转移的检查，CT 检查（平扫＋增强扫描）在诊断和评估膀胱肿瘤浸润范围方面有价值，可以发现较小肿瘤（1～5 mm）。若膀胱镜检查显示肿瘤为宽基无蒂、恶性度高、有肌层浸润的可能时，建议行 CT 检查以判断肿瘤浸润范围、是否邻近脏器侵犯或远处转移。CT 检查对膀胱原位癌及输尿管显示欠佳，很难准确辨别非肌层浸润性膀胱癌，CT 上异常的、病理性肿大淋巴结短轴测量值界限，盆腔若以 10 mm 为标准会有高达 30% 的误诊。未来机器学习等技术可能会提高阳性检出的准确性，但仍需进一步研究。CTU 能提供上尿路、周围淋巴结和邻近器官的状态等信息，已基本替代传统 IVU 检查。MRI 检查具有良好的软组织分辨率，可用于肿瘤的诊断及分期。MRI 检查能显示肿瘤是否扩散至膀胱周围脂肪、淋巴结转移及骨转移等，可评估邻近脏器的受侵犯情况。动态增强 MRI 在显示是否有肌层浸润方面，准确性高于 CT 或非增强 MRI。MRU 能够显示整个泌尿道，明确上尿路梗阻部位及原因、是否有上尿路肿瘤等，特别适用于对对比剂过敏或肾功能不全患者、IVU 检查肾脏不显影及伴有肾盂输尿管积水的患者。MRI 检查时间长、禁忌证较多，植入金属装置或异物会有潜在安全问题，部分患者 MRI 检查会受限制。

（张丹庆　贾永军　吕培杰）

第 8 章

肾血管性疾病

第一节　肾动脉狭窄

【典型病例】

患者，男，72 岁，有 20 年高血压病史，因乏力、下肢及面部水肿、夜尿增多就诊，为进一步治疗，行 CT 增强检查（图 8-1）。

【临床概述】

（1）肾动脉狭窄指各种原因引起的肾动脉管径减小，是继发性高血压最常见的病因之一。

（2）常见病因分为两类：动脉粥样硬化性和非动脉粥样硬化性。大多数肾动脉狭窄由动脉粥样硬化所致，约占 60%，多见于有心血管疾病危险因素的中老年人。非动脉粥样硬化性肾动脉狭窄包括大动脉炎、纤维肌性发育不良、栓塞、主动脉夹层累及、外伤等，以大动脉炎和纤维肌性发育不良最为常见，多见于年轻女性。

（3）临床主要表现为难治性高血压，当疾病进展时可引起肾灌注受损，继而出现缺血性肾病，最终影响肾功能。

【影像表现】

1. 超声表现

（1）彩色多普勒超声表现：①血流信号减弱或中断，狭窄处显示血流信号减弱，严重时可能出现"彩色缺失区"；②湍流现象，狭窄后可见混合色彩的湍流信号。

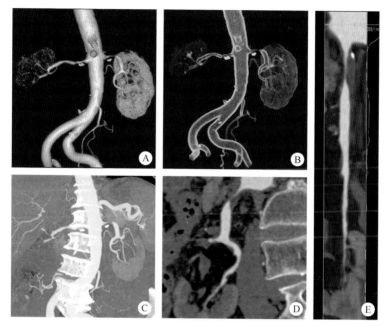

图 8-1　肾动脉狭窄

A、B. 增强扫描动脉期图像行容积再现（VR）重建示双肾动脉主干局限性重度狭窄；
C. 最大密度投影（MIP）示左肾动脉近段管壁高密度钙斑形成，管腔重度狭窄；D、
E. 左肾动脉曲面重组（CPR）示左肾动脉主干管壁软斑及混合斑影，局部管腔重度
狭窄

（2）频谱多普勒超声表现：①峰值收缩期速度（peak systolic velocity，PSV）加快，狭窄处血流速度显著增加，PSV 通常＞180～200 cm/s。②加速时间（acceleration time，AT）延长，狭窄处的加速时间延长，通常超过 100 ms。③狭窄后血流速度减慢，狭窄后的远端血流速度减慢，血流波形变为单相波。

（3）间接征象：①肾脏体积缩小，长期狭窄可能导致患侧肾脏萎缩；②肾脏灌注减少，患侧肾脏血流灌注减少。

2. CT 表现

（1）直接征象：肾动脉管径减小、管腔狭窄，可为节段性狭窄或全程狭窄，前者又以肾动脉起始部狭窄最为多见。

（2）间接征象：狭窄段远端局限性扩张、肾皮质增强减弱、肾皮质变薄、肾体积缩小等。

3. MRI 表现 MRA 表现与 CTA 类似，可从冠状位和矢状位显示缺血性肾萎缩的全貌，并可显示狭窄肾动脉的位置。MRA 包括对比剂增强 MRA（contrast-enhanced MRA，CE-MRA）及非对比剂增强 MRA。MRA 无电离辐射，可测量肾动脉血流、肾脏灌注，评估肾功能。

【鉴别诊断】

CTA 或 MRA 可明确诊断，一般无须鉴别。

【影像检查选择策略】

肾动脉狭窄影像学检查比较见表 8-1。

表 8-1 肾动脉狭窄影像学检查比较

影像学检查	优点	不足
DSA	诊断金标准，可同时实施治疗	有创；可能造成不稳定斑块脱落；肾功能不全及对比剂过敏者不宜实施
多普勒超声	简单易行、无创；可直接观察肾管壁、内径、大小及血流情况	检查结果易受患者自身情况及不同检查者经验的影响；血流检测数据易受全身及局部血流状况的影响；图像质量欠佳
CTA	无创；成像速度快，不受呼吸伪影影响；血管、肾实质及病变与周围结构显示佳；可间接评价肾功能	对肾动脉小分支显示不如 DSA；肾功能不全及对比剂过敏者不宜实施；不能同时进行治疗
MRA	无创，无辐射损害；费用适当；可不使用对比剂	MRA 对肾动脉小分支显示欠佳；置入心脏起搏器及体内有金属固定物者不宜进行；不能同时进行治疗

第二节 胡桃夹综合征

【典型病例】

病例一 患者，女，13 岁，尿检异常，间断肉眼血尿 1 月余（图 8-2）。

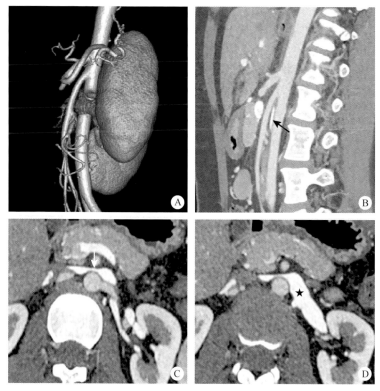

图 8-2 前胡桃夹综合征

A. 增强扫描皮质期图像行 VR 重建示肠系膜上动脉与腹主动脉夹角变小；B. 增强扫描静脉期正中矢状位图像，测量肠系膜上动脉与腹主动脉夹角约 29°，可见左肾静脉明显受压变窄（箭）；C、D. 静脉期轴位图像示左肾静脉最窄处管径约 1.6 mm（箭），最宽处管径约 9.3 mm（星）

病例二　患者，男，54岁，淋巴瘤化疗复查（图8-3）。

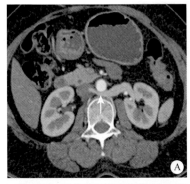

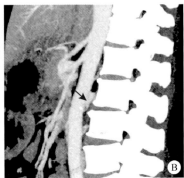

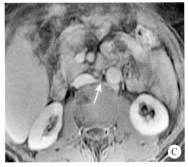

图8-3　后胡桃夹综合征

增强扫描皮质期轴位图像（A）及增强扫描实质期矢状位图像（B）示左肾静脉位于主动脉后方（箭），并伴有腹主动脉和脊柱之间的压迫；MRI T_1WI增强图像（C）示左肾静脉走行于主动脉后方，管腔受压狭窄（箭）

【临床概述】

（1）胡桃夹综合征（nutcracker syndrome，NCS）又称左肾静脉压迫综合征，是指左肾静脉回流入下腔静脉过程中，在穿经腹主动脉和肠系膜上动脉形成的夹角或腹主动脉与脊柱之间的间隙时受压而引起的一系列临床症状。

（2）好发于青春期至40岁左右的男性，多发年龄为4～16岁，多为体型偏瘦长者。

（3）临床表现以血尿（无症状性肉眼血尿）、蛋白尿（多为直立性蛋白尿）、左腰腹痛及生殖静脉综合征为主。若为生殖静脉综合征，男性表现为左睾丸精索静脉曲张伴疼痛，可出现不孕症，女性则表现为骨盆及大腿静脉曲张，伴有不规则月经出血及痛经。

【影像表现】

1. 超声表现　腹主动脉与肠系膜上动脉之间的夹角变小，当夹角<35°时，左肾静脉受压变窄，远心段增宽；仰卧位左肾静脉扩张处与狭窄处管径前后径比值>3，扩张的静脉内偶尔可探及血栓。CDFI可见左肾静脉受压狭窄处血流束变细、紊乱，血流速度明显加快，部分患者可见五彩血流信号，而狭窄远心段流速明显减慢，频谱低平。

2. CT 表现

（1）前胡桃夹综合征：直接征象为"喙角征"，即肠系膜上动脉与主动脉之间的夹角变小，夹角≤35°；左肾静脉受压狭窄，左肾静脉直径比（肾门处/主动脉-肠系膜上动脉之间）≥3；在左肾静脉水平处肠系膜上动脉下壁与腹主动脉的距离小于 3 mm。

（2）后胡桃夹综合征：左肾静脉走行于腹主动脉后方脊柱前方，左肾静脉受压。

3. MRI 表现　MRA 表现与 CTA 类似，可显示左肾静脉受压部位及程度，并能很好地观察狭窄远端有无扩张；有时可见侧支循环及曲张的静脉影，通常累及腰升静脉、左肾上腺静脉、输尿管周围静脉及生殖腺静脉等。

【鉴别诊断】

CTA 或 MRA 可明确诊断，一般无须鉴别。

【重点提醒】

临床上很多患者，特别是瘦长型人群，在影像上可以观察到肠系膜上动脉和腹主动脉夹角变窄这一征象，而这类人群往往无明显临床表现，此时建议影像学报告仅描述为"胡桃夹现象"，而不诊断"胡桃夹综合征"。

【影像检查选择策略】

超声因无辐射、易于使用、经济性强等优点，作为胡桃夹综合征首选的筛查方案，但超声检查易受患者体位及医师主观因素的影响，一定程度上限制了其准确性；CTA 作为诊断胡桃夹综合征的一种无创、非侵入性检查，联合多种后处理技术，能清晰地显示其形态学特征，并准备测量相关影像学数据。CT 横断面上的"喙角征"或左肾静脉内径比 ≥ 3 可作为诊断依据；MRA 检查与 CTA 相似，适用于对辐射敏感的儿童及青少年或对碘对比剂过敏患者。

第三节　肾　梗　死

【典型病例】

病例一　患者，男，43 岁，左侧腹痛 13 h（图 8-4）。

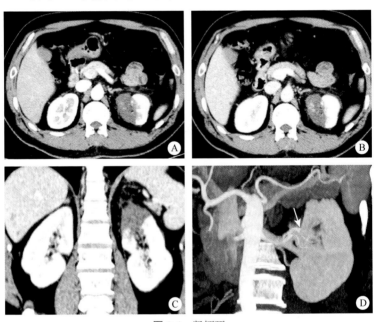

图 8-4　肾梗死

A、B. 增强扫描实质期和髓质期轴位图像示左肾上极楔形片状低密度灶，边界清晰，未见明显占位效应；C. 髓质期冠状位图像示病灶呈楔形，位于肾上极；D. 左肾动脉 MIP 示梗死区左肾动脉上支局限性闭塞（箭）

病例二　患者，男，57 岁，右下腹痛 1 天余（图 8-5）。

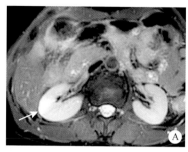 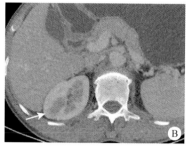

图 8-5　肾梗死

A. MRI T_2WI 压脂轴位图像示右肾楔形异常信号区（箭），T_2WI 呈高信号，边界清晰；

B. 髓质期轴位 CT 示病灶呈楔形低密度影（箭）

【临床概述】

1. 急性肾梗死　是肾动脉主干或分支急性闭塞造成肾或局部肾组织缺血性改变的一种疾病。常见病因有血管栓子（心功能不全、心房纤颤所致心房血栓、主动脉瘤）、创伤、经导管栓塞、肾动脉夹层、手术等。

2. 梗死早期　由于血流灌注减少，表现为肾小管缺血性损伤、肾实质组织内压升高；进展期表现为肾实质缺血坏死，可合并出血；晚期主要表现为梗死区纤维化、瘢痕形成及患肾体积缩小。

3. 主要表现　急性腹痛和血尿，临床症状的程度与梗死范围及大小有关，伴有全身不适、恶心、呕吐、低热等。肾区可有叩击痛。梗死面积较大时，可出现少尿、无尿，甚至急性肾衰竭。

【影像表现】

1. 超声表现　肾实质内楔形或肾内局灶性回声减低区，CDFI 见低回声区内无血流信号，有时酷似肾盏积水。随着时间的延长，无回声区面积逐渐缩小，并且回声逐渐增强，最终成为高回声瘢痕，肾表面在瘢痕处内陷。慢性阻塞者，肾外形缩小、不规则，回声增强，肾内结构模糊。

2. CT表现

（1）平扫多不能明确显示局部梗死。

（2）增强表现比较典型，表现为与肾动脉分布形态一致的楔形或三角形无灌注或低灌注区，延迟扫描对比剂在梗死区滞留、排空延迟，无明显占位效应，后期可出现瘢痕收缩。

3. MRI表现　肾脏内楔形异常信号区，T_1WI呈低信号，T_2WI呈高信号，亦能发现肾血管内栓子形成的充盈缺损征象，增强扫描病灶不强化。

【鉴别诊断】

肾梗死与肾挫伤、肾淋巴瘤和慢性肾盂肾炎的鉴别要点见表8-2。

表8-2　肾梗死与肾挫伤、肾淋巴瘤和慢性肾盂肾炎的鉴别要点

疾病	临床症状	影像表现
肾梗死	突发患侧腹部或上腹部疼痛	肾实质内楔形低密度灶，尖端指向肾门，增强后不强化
肾挫伤	外伤史	平扫低密度灶，增强后不强化；同时可见尿外渗、肾周血肿及血管损伤
肾淋巴瘤	最常见的临床症状为腰痛，其次为血尿，少数可有发热、盗汗	平扫呈均匀软组织密度，增强后呈均匀轻中度强化，肾门被包绕时可见"血管漂浮征"
慢性肾盂肾炎	临床表现复杂，从隐匿性至间断发热和尿急、尿频、血尿，甚至严重感染表现	静脉尿路造影时肾盂肾盏有不同程度的扩大或牵拉扭曲等形态改变，肾动脉造影则常无异常改变；CT示肾脏缩小、实质变薄、肾表面多个切迹

【影像检查选择策略】

肾梗死可通过超声、CT、MRI 和血管造影等检查诊断。肾动脉造影是诊断肾梗死、明确肾血管病变的金标准，但增强 CT 作为一种无创性影像学方法，可替代诊断性血管造影。MRI 检查无须对比剂即可显示梗死灶，可为有对比剂过敏史患者的及时诊断和治疗提供帮助。对于突发腹痛或腰痛、CT 平扫无明显尿路结石的患者，应进一步行 CT 增强或 MRI 检查，避免漏诊。

（侯　平　吕培杰　赵香田）

第 9 章

泌尿系统创伤

第一节　肾挫裂伤

【典型病例】

患者，女，46 岁，摔伤 2 月余，腰腹部疼痛 1 月余（图 9-1）。

【临床概述】

肾挫裂伤（renal contusion and laceration）占所有损伤病例的 5%，多见于男性青壮年，总发病率为 4.9/100 000。通过保守治疗大多有效。常见病因包括腹部钝伤、锐器伤及医源性损伤，临床表现为腰部疼痛、血尿、伤侧腹肌紧张，严重者可发生休克。

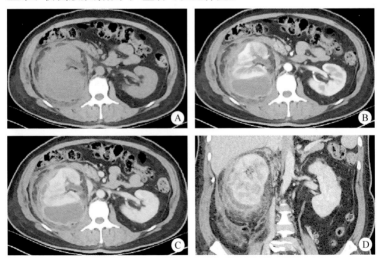

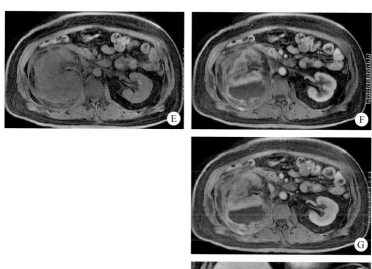

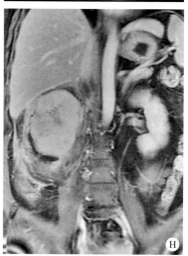

图 9-1 肾挫裂伤

A. CT 平扫轴位示右肾体积大，肾周见渗出；B、C. CT 增强皮质期、实质期轴位示右肾强化较对侧减低、延迟，肾包膜下见片状液性低密度影，未见强化；D. CT 增强实质期冠状位示右肾周渗出累及范围广泛，肾实质局部边界不光整；E. T₁WI 平扫轴位示右肾体积大，肾周见渗出，包膜下液性区呈长 T₁ 信号；F、G. MRI T₁WI 增强皮质期、实质期轴位；H. MRI 增强实质期冠状位表现与 CT 类似

【影像表现】

影像检查旨在判断肾脏有无损伤、损伤的类型和对严重程度进行分级，明确对侧肾脏情况及是否合并其他脏器受损。

1. CT 表现　肾挫伤视出血量的多少、并存的肾组织水肿及尿液外渗情况而有不同表现，可为肾实质内高密度、混杂密度及低密度灶，可见包膜下血肿，增强扫描病灶多无强化；肾裂伤为肾实质的撕裂，可见带状肾实质缺损伴肾周血肿，裂伤深度（小于或大于 1 cm）决定其严重程度。严重的肾挫裂伤可累及肾血管，引起肾血管主干的闭塞或撕裂，导致肾梗死及肾静脉血栓形成，增强检查撕裂的肾组织可发生强化，但如撕裂的肾组织完全离断，则不再强化。

三期扫描：①动脉期扫描可用于评估是否有血管损伤和对比剂外渗；②实质期扫描可用于评估肾实质挫伤和裂伤情况；③排泄期延迟扫描（5 min）可用于评估集合系统 / 输尿管损伤情况。

2. MRI 表现　类似 CT，随出血量的多少和时间的不同，其大小、形态、信号表现不同。

【鉴别诊断】

肾脏肿瘤可破裂出血而导致肾周血性积液（如肾细胞癌和血管平滑肌脂肪瘤），需与肾挫裂伤进行鉴别，但后者常有明显外伤病史及临床表现，易于鉴别。

【重点提醒】

血尿轻重与肾挫裂伤严重程度不成正比。血尿（肉眼或隐性）是其重要的临床表现，但肾盂输尿管连接处断裂、肾蒂损伤、节段性动脉血栓形成和刺伤等严重损伤可能无血尿。尿试纸可快速对血尿进行检测，但假阴性率为 3% ～ 10%。

【影像检查选择策略】

对于病情稳定的患者首选 CT 扫描，CT 扫描能快速准确地了解肾脏损伤程度，同时还可评估对侧肾功能及其他脏器损伤情况。增强 CT 已经成为肾损伤评估的金标准。MRI 检查诊断准确性与 CT 相似，但过于烦琐，不作为常规检查。

第二节　膀 胱 损 伤

【典型病例】

患者，男，50 岁，高空坠落后多处疼痛持续 9 h（**图 9-2**）。

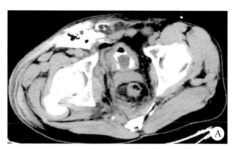

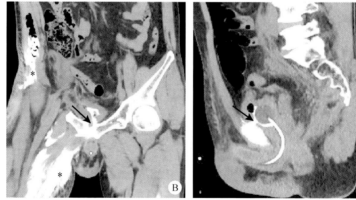

图 9-2　膀胱损伤

A. CT 排泄期轴位示膀胱充盈不佳，内见高密度对比剂及积气、导尿管影，右侧腹股沟区见不规则片状对比剂（星）及少量积气影；B. CT 排泄期冠状位示膀胱壁不连续（箭），可见对比剂外漏至右下腹壁、大腿肌间隙（星）；C.CT 排泄期矢状位示膀胱壁不连续（箭）

【临床概述】

膀胱为腹膜外器官，空虚时位于骨盆深处，受到骨盆、盆底筋膜和肌肉的保护，一般不易发生膀胱损伤（bladder trauma）。但当骨盆骨折或膀胱充盈伸展超出耻骨联合至下腹部时，则易遭受损伤。膀胱损伤的病因包括开放性、闭合性、医源性和自发性。

膀胱损伤有不同的分级，包括：①仅限于黏膜或肌层的挫伤（一般在影像检查上不能被发现），可无明显症状或仅有轻微血尿；②膀胱切割伤，经尿道膀胱肿瘤电切或激光治疗不当或膀胱镜碎石钳戳伤膀胱，虽未引起膀胱穿孔，但可引起膀胱内大出血，如不及时止血，可引起出血性休克，还可在膀胱内形成巨大血块，引起排尿困难，甚至压迫输尿管口引起输尿管梗阻、肾功能受损；③贯穿膀胱壁的裂伤，破裂口可位于腹膜内和（或）腹膜外，以腹膜外膀胱破裂较多见，腹膜内膀胱破裂表现为尿性腹膜炎，腹膜外膀胱破裂局限于下腹部，后者通常（89%～100%）合并骨盆骨折。腹膜外损伤最常见的部位是膀胱底部，可伴排尿障碍，大量血尿少见。

【影像表现】

1. X线表现　平片价值有限，膀胱造影检查是一种重要的诊断手段。腹膜外膀胱损伤时可见造影剂外溢呈条纹状或斑片状位于膀胱下方或周围，提示对比剂已通过破裂口渗出至腹膜外间隙。腹膜内膀胱损伤可见对比剂进入腹膜腔，聚集于结肠旁沟、肠袢间，对比剂勾画出腹腔下缘及肠道的边缘。

2. CT表现　CT尿路造影可用来检测膀胱壁损伤，但不能可靠地排除膀胱损伤。单纯型腹膜外膀胱破裂，外漏的对比剂局限于骨盆腹膜外间隙（包括膀胱周围和膀胱前间隙）；复杂型腹膜外膀胱破裂，由于骨盆筋膜被破坏，外漏的对比剂超出膀胱周围间隙，会扩散到大腿、前腹壁、阴茎、阴囊和会阴处等。值得注意的是，当血块堵塞膀胱破口时，常不能显示对比剂外漏。

3. MRI表现　不作为常规检查，辅以后处理技术可显示膀胱损伤部位、范围及邻近组织关系；对于慢性损伤，可明确膀胱壁增厚程度等。

【鉴别诊断】

常有明显外伤病史及临床表现，易于鉴别。

【重点提醒】

在男性患者中，在膀胱造影放置导管前，应先通过尿路造影对尿道进行评估，因为尿道损伤可能会因插入导管而加重。

【影像检查选择策略】

X 线膀胱造影是诊断非医源性膀胱损伤和排查术后疑似医源性膀胱损伤的首选方法。CT 膀胱造影在鉴别膀胱周围游离骨折碎片、膀胱颈损伤及伴随的腹部损伤方面更有优势。虽然超声可以用来观察腹膜内液体或腹膜外液体，但单独使用超声检查不足以诊断膀胱损伤。

（陈　岩　吕培杰　贾永军）

参 考 文 献

林家豪，宋鲁杰，傅强，2020. 2020 EAU 膀胱损伤诊断治疗指南（附解读）. 现代泌尿外科杂志，25（12）：1128-1130，1146.

杨运运，胡锦波，2021. 2020 年 EAU 肾损伤诊断治疗指南（附解读）. 现代泌尿外科杂志，26（2）：161-165.

Avery LL，Scheinfeld MH，2012. Imaging of male pelvic trauma. Radiol Clin North Am，50（6）：1201-1217.

Chan DP，Abujudeh HH，Cushing GL Jr，et al，2006. CT cystography with multiplanar reformation for suspected bladder rupture：experience in 234 cases. Am J Roentgenol，187（5）：1296-1302.

Ishak C，Kanth N，2011. Bladder trauma：multidetector computed tomography cystography. Emerg Radiol，18（4）：321-327.

第 10 章

肾上腺疾病

第一节　肾上腺腺瘤

【典型病例】

患者，女，66 岁，体检发现右侧肾上腺结节 1 月余（**图 10-1**）。

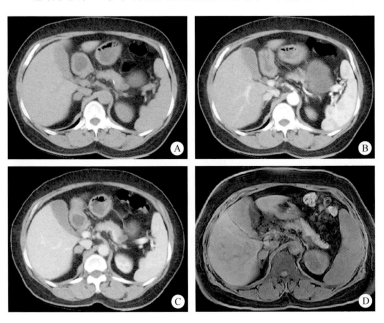

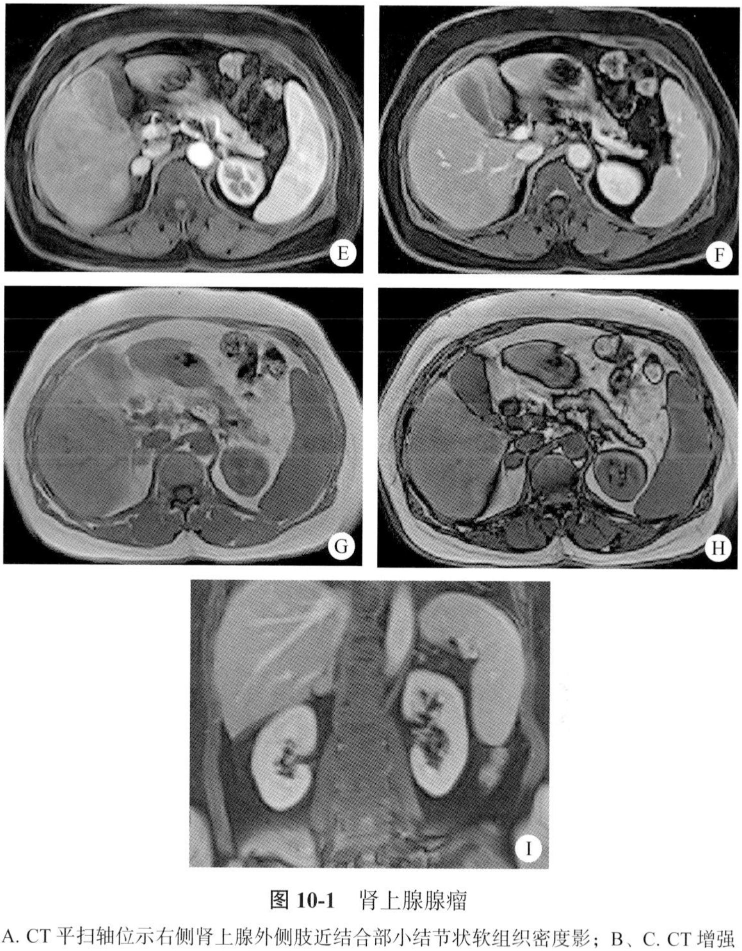

图 10-1　肾上腺腺瘤

A. CT 平扫轴位示右侧肾上腺外侧肢近结合部小结节状软组织密度影；B、C. CT 增强动脉期、静脉期轴位示右侧肾上腺结节呈明显强化、迅速廓清；D. T_1WI 平扫轴位示右侧肾上腺小结节样等 T_1 信号影；E、F. MRI 增强动脉期、静脉期轴位示结节强化方式与 CT 类似；G、H. 梯度回波正相位、反相位轴位示在反相位图像上肿块信号强度下降；I. MRI 增强静脉期冠状位示右侧肾上腺结节强化均匀

【临床概述】

肾上腺由皮质、髓质和基质构成，能产生多种激素。肾上腺腺瘤（adrenal adenoma）是肾上腺肿瘤中最常见的类型，起源于肾上腺皮质，占肾上腺肿瘤的 83.4% ～ 96%。按内分泌功能，肾上腺腺瘤可分为功能性腺瘤和非功能性腺瘤。

1. 功能性腺瘤 依其分泌过量激素的类型，分为库欣（Cushing）腺瘤、康恩（Conn）腺瘤（又称醛固酮腺瘤）、分泌雄激素的腺瘤及混合分泌型腺瘤：①库欣腺瘤，占库欣综合征的 10% ～ 30%，主要表现为满月脸、多血质外貌、向心性肥胖、痤疮、紫纹、高血压、继发性糖尿病和骨质疏松等。②康恩腺瘤，主要表现为高血压、低血钾。③分泌雄激素的腺瘤，主要表现为短期内出现声音变粗、闭经、痤疮、多毛和其他男性化体征。

2. 非功能性腺瘤 多为体检发现，且随 CT、MRI 的广泛应用，其检出率有明显增加。

【影像表现】

1. 超声表现 肾上腺腺瘤的大小不一，当腺瘤较小时，超声可能无法显示或显示不清。随着腺瘤的增大，在超声图像上可以清晰地看到其轮廓和大小，通常呈圆形或椭圆形肿块，形态较为规则。良性肾上腺腺瘤的边界一般比较清楚，与周围组织分界清晰。腺瘤内部回声因病理类型不同而异。一般来说，腺瘤内部回声可以是均匀的，也可以表现为低回声、等回声或高回声。彩色多普勒超声下，可以观察到肾上腺腺瘤内部的血流情况。虽然部分肾上腺腺瘤具有较强的血液供应，但血流信号的丰富程度并不足以作为判断良恶性的唯一标准。

2. CT 表现 病灶多单发，左侧较右侧更为常见（66.8%）；呈类圆形或椭圆形，边缘光滑。典型者平扫多表现为均匀较低或等密度，增强后可见不同程度强化：①库欣腺瘤大多为 2 ～ 3cm，密度类似或低于肾实质，与肾上腺侧肢相连，增强检查病变快速强化和迅速廓清，同侧肾上腺残部和对侧肾上腺变小；绝对廓清率＞60%，相对廓清率＞40%。②康恩腺瘤与肾上腺侧肢相连或位于两侧肢之间，病变较小，直径多在 2 cm 以下，偶可达 3 cm 左右，其密度均匀，由于富含脂质，常近于水样密度；增强检查病变呈轻度强化，动态增强表现为快速强化、迅速廓清，病侧肾上腺多能清楚显示，可受压变形，但无萎缩性改变。③分泌雄激素的腺瘤少见。

3. MRI 表现　①功能性腺瘤（如库欣腺瘤、康恩腺瘤）表现为肾上腺类圆形结节，在 T_1WI 和 T_2WI 上信号强度分别类似或略高于肝实质；由于腺瘤内富含脂质，因而在梯度回波反相位上信号强度明显下降，动态增强检查表现同 CT。②非功能性腺瘤的密度或信号类似于功能性腺瘤，不同之处在于非功能性者直径多较大，可达 5 cm 左右，甚至更大；另一不同之处在于非功能性腺瘤无同侧和对侧肾上腺萎缩性改变。

【鉴别诊断】

对于库欣综合征患者，当 CT 或 MRI 检查发现单侧肾上腺类圆形或椭圆形结节，大小通常为 2 ～ 3 cm，并伴有对侧肾上腺萎缩性改变时，一般不难做出库欣腺瘤的诊断，然而仅依据病变的影像学表现，常难以与肾上腺非功能性腺瘤相鉴别，诊断必须结合临床资料。

康恩腺瘤影像学表现具有一些特征，即肾上腺较小的肿块，直径多在 2 cm 以下，CT 检查为水样密度，MRI 反相位检查示肿块内脂质丰富，结合临床表现，通常不难做出诊断。CT 检查由于康恩腺瘤密度常近于水，故需与肾上腺囊肿相鉴别，增强检查腺瘤发生强化而不同于无强化的肾上腺囊肿。MRI 检查腺瘤与囊肿在 T_1WI 和 T_2WI 上的信号均不相同，故不难鉴别。

无论是通过 CT 还是 MRI 检查，非功能性腺瘤与功能性腺瘤的鉴别主要依赖于临床症状和实验室检查，两者易于鉴别。与单侧肾上腺转移瘤进行鉴别时，两者可有相似表现，诊断困难，但 MRI 梯度回波同、反相位检查有助于鉴别：腺瘤含有丰富的脂类物质，反相位检查时信号强度明显下降，而转移瘤不含脂质，因而信号无改变。

【重点提醒】

肾上腺腺瘤瘤体 CT 值为负值时肿瘤为良性的特异度高达 100%，而平扫瘤体 < 10 HU 时，良性肿瘤诊断的特异度为 98%，敏感度为 71%。综合考虑肿瘤大小和影像学特点认为，CT 平扫下瘤体 < 4 cm、不伴坏死或瘤体平扫 CT 值 < 10 HU 时，肿瘤为恶性的可能性接近于 0。

绝对廓清率（absolute percent wash out，APW）计算公式如下：APW=$(E-D)/(E-U)×100\%$。其中，E 为增强扫描静脉期（60 ~ 70 s）病灶 CT 值；D 为增强扫描延迟期（10 ~ 15 min）病变 CT 值；U 为平扫病变 CT 值。相对廓清率（relative percent wash out，RPW）计算公式如下：RPW=$(E-D)/E×100\%$。① APW > 60% 或 RPW > 40%，考虑肾上腺腺瘤。② APW < 60% 或 RPW < 40%，有恶性可能，需进一步检查。

【影像检查选择策略】

超声可作为初筛检查方法，但灵敏度差，仅能发现 2 ~ 3 cm 以上占位。CT 作为首选检查方法，结合增强薄层图像及冠矢状位重建多可对肾上腺疾病进行初步诊断；MRI 作为重要的补充检查方法，可通过梯度回波反相位病灶信号是否下降来评估是否富含脂质，从而进一步鉴别肾上腺病变性质。

第二节 嗜铬细胞瘤

【典型病例】

患者，女，61 岁，体检发现右侧肾上腺占位 1 年余（图 10-2、图 10-3）。

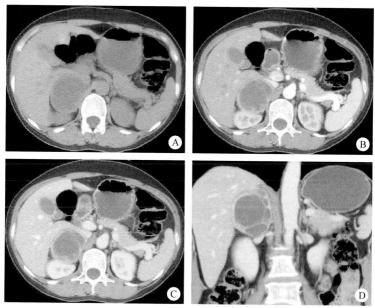

图 10-2　嗜铬细胞瘤

A. CT 平扫轴位示右侧肾上腺区囊实性肿块，边界清；B、C. CT 增强动脉期、静脉期轴位示病灶内分隔，边缘及分隔明显强化；D. CT 增强静脉期冠状位示病灶内多发分隔，邻近肝脏略受压

【临床概述】

嗜铬细胞瘤（pheochromocytoma）是主要起源于肾上腺髓质（占全部嗜铬细胞瘤的 90% 左右）、具有神经内分泌功能的肿瘤，占肾上腺偶发肿瘤的 3% ～ 5%。其本质是肿瘤细胞分泌大量的儿茶酚胺类物质，如肾上腺素、去甲肾上腺素和多巴胺等。这些激素作用于肾上腺素受体，从而引起以持续性或阵发性高血压（收缩压 > 140 mmHg，舒张压 > 90 mmHg）为主要特征的临床综合征，还可表现为头痛、心悸、多汗和皮肤苍白，发作数分钟后症状缓解。年发病率约为 8/100 万，发病高峰年龄为 20 ～ 40 岁。患者 24 小时尿中儿茶酚胺的代谢产物香草基扁桃酸明显高于正常值。

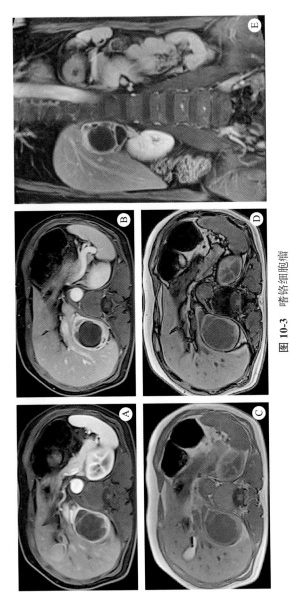

图 10-3 嗜铬细胞瘤

A、B. MRI 增强动脉期、静脉期轴位示右侧肾上腺区囊实性肿块内分隔、边缘及分隔明显强化；C、D. 梯度回波正相位、反相位轴位在反相位图像上肿块信号强度无下降；E. MRI 增强静脉期冠状位示病灶内多发分隔、邻近肝脏略受压

【影像表现】

1. 超声表现　嗜铬细胞瘤的超声表现主要与其病理特性、肿瘤大小及内部成分等因素相关。瘤体多呈圆形或椭圆形，轮廓线清晰、表面光滑、大小不等，直径多在 3 cm 以上，部分可超过 10 cm。良性嗜铬细胞瘤的边界通常清晰、锐利；而恶性嗜铬细胞瘤的边界则可能分布不规则。内部回声与肿瘤的大小、内部细胞及间叶组织的含量和分布有关。一般来说，当肿瘤体积较大时，间质成分增多，回声可能增高；若肿瘤细胞成分多，则呈低回声；介于二者之间则呈等回声。此外，当肿瘤内部出现出血、坏死或囊性变时，内部回声会变得不均匀或呈混合性回声。彩色多普勒超声可见较多的血流信号。嗜铬细胞瘤超声表现中的特征性征象之一，即肿块边缘回声高而平滑，与肾包膜回声构成典型的海鸥征。

2. CT 表现　一侧肾上腺较大圆形或类圆形肿块，偶为双侧性，直径通常为 3～5 cm，也可达 10 cm 以上。较小肿瘤密度均一，类似肾脏密度；较大肿瘤常因陈旧性出血、坏死而密度不均，内有单发或多发低密度区，甚至呈囊性表现。少数肿瘤中心或边缘可见点状、弧线状钙化，增强肿瘤实性部分持续明显强化（门脉期 CT 值≥120 HU），廓清较慢，而其内低密度区无强化。若为恶性肿瘤，则体积较大，多在 7 cm 以上，呈分叶状，边缘不规则或模糊，肿瘤与大血管粘连或包埋，局部淋巴结、肺、肝或骨转移。

3. MRI 表现　T_1WI 上嗜铬细胞瘤与肝实质信号类似或略低，在 T_2WI 上由于富含水分和血窦，呈明显高信号，称为灯泡征。肿瘤有坏死或陈旧性出血时，瘤内可有短 T_1 或更长 T_1、长 T_2 信号灶。瘤内不含脂肪，因而梯度回波反相位检查信号强度无下降。增强后实性部分明显强化，早期呈网格状或多房样强化，延迟期扫描信号逐步升高并趋于均匀，坏死囊变不强化。但 T_2WI 高信号会与腺瘤的囊变难以鉴别，可通过对 T_2 信号进行定量来提高诊断的敏感性和特异性。

【鉴别诊断】

1. 肾上腺腺瘤　是肾上腺最常见的良性肿瘤，包括库欣腺瘤、康恩腺瘤等。典型 CT 表现多为均匀较低密度，CT 值多低于 10 HU，富脂性腺瘤多见。增强扫描后呈快进快出，延迟期对比剂廓清速度高于其他肾上腺肿瘤性病变。MRI 检查在反相位上信号较同相位显著减低。

2. 肾上腺皮质癌　CT 平扫呈巨大分叶状肿块，密度不均，常有出血、坏死，中央区常见沙粒状钙化，肿瘤可侵犯下腔静脉和邻近器官。常见的转移部位是肝、肺、骨和腹膜后淋巴结，增强后强化不均。MRI 平扫为不均匀 T_1WI 低信号、T_2WI 高信号，增强扫描后呈不均匀强化。

3. 节细胞神经瘤　主要见于青年患者，通常无症状，瘤体呈圆形、椭圆形或不规则形，包膜完整，呈嵌入式生长，可包绕大血管，但不影响血管形态及其动力学。CT 表现为均匀低密度，增强扫描呈轻度进行性强化，病灶内常见斑点状钙化，囊变少见。因继发于神经节细胞和黏液成分，T_1WI 呈低信号，T_2WI 呈均匀或不均匀高信号，增强表现同 CT。

【重点提醒】

肾上腺外嗜铬细胞瘤，也称副神经节瘤，占嗜铬细胞瘤的 10% 左右。当患者症状、体征和实验室检查高度提示嗜铬细胞瘤时，若影像学检查未发现肾上腺肿块，而于腹主动脉旁、颈总动脉旁、髂血管附近、膀胱壁或纵隔等处发现肿块，应鉴别是否为副神经节瘤，鉴于其 CT 和 MRI 表现不具特异性，利用 ^{131}I- 间碘苄胍显像检查具有高度特异性的优点，常能做出准确诊断。双侧肾上腺嗜铬细胞瘤多见于希佩尔 - 林道（VHL）综合征、多发性内分泌瘤 2 型、多发性神经纤维瘤病、结节性硬化症、脑面血管瘤病等患者。

【影像检查选择策略】

肾上腺 CT 扫描为首选检查，可准确显示肿瘤的位置、大小，增强 CT 甚至可以做到定性诊断。MRI 类似 CT，亦可显示肿瘤与周围组织的解剖关系及结构特征。超声不易发现较小的肿瘤，可用作初步筛查、定位的手段。^{131}I- 间碘苄胍或奥曲肽闪烁扫描、PET-CT 检查具有定性和定位意义，但价格高昂，一般不用于常规检查。

第三节　肾上腺皮质癌

【典型病例】

病例一　患者，男，63 岁，左侧下胸部及左侧季肋部疼痛 1 天余（图 10-4）。

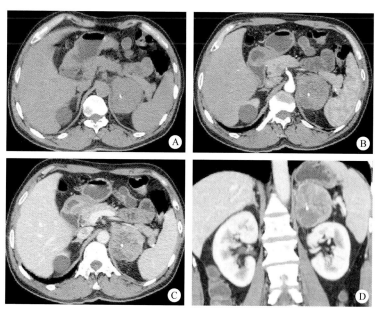

图 10-4　肾上腺皮质癌

A. CT 平扫轴位示左侧肾上腺区实性肿块，边界清，内见点状钙化；B、C. CT 增强动脉期、静脉期轴位示病灶呈渐进性不均匀强化；D. CT 增强静脉期冠状位显示病灶内强化不均匀，坏死部分不强化，邻近左肾受压

病例二 患者，女，71岁，体检发现左侧肾上腺占位5天（**图10-5**）。

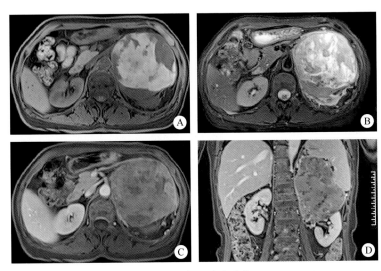

图10-5 肾上腺皮质癌

A、B. T_1WI、T_2WI平扫轴位示左侧肾上腺区较大混杂信号肿块影，T_1WI高信号提示瘤内出血；C. MRI增强轴位示实性部分迅速强化；D. MRI增强冠状位示肿块内信号不均，体积较大，邻近左肾受压

【临床概述】

肾上腺皮质癌（adrenal cortical carcinoma）是一种罕见的起源于肾上腺皮质的恶性肿瘤，可发生于任何年龄段，其分布具有两个高峰，好发于5岁以下婴幼儿和40～50岁成人，女性略多，一般单侧发病，2%～10%可为双侧。根据肿瘤是否具有内分泌功能而分为功能性肾上腺皮质癌和无功能性肾上腺皮质癌，前者约占60%，其中以库欣综合征最常见。儿童以功能性肾上腺皮质癌为主（85%以上），临床表现以性征异常（男性化、女性化、性早熟）和库欣综合征为主，两者单独或混合表现，醛固酮增多症少见。成人以无功能性肾上腺皮质癌为主（65%～85%），患者大都因为可触及的肿块和肿块引

起的相应症状（如腹痛、腰痛等）而就诊。肿瘤极易穿破包膜侵犯周围组织器官。

【影像表现】

1. CT 表现　表现为巨大分叶状肿块（通常长径 > 6 cm），密度不均匀，瘤内常有出血、坏死，约 30% 的病例可见细小或粗大钙化，多位于肿瘤中心，增强扫描后肿瘤实性部分动脉期迅速强化，延迟期持续强化，呈"渐进性"强化，这与肿瘤血供丰富、体积巨大、瘤巢之间存在大量血窦样间质成分有关。功能性皮质癌可伴有对侧肾上萎缩。肿瘤可侵犯肾静脉和下腔静脉形成瘤栓。

2. MRI 表现　因肿瘤内部坏死和（或）出血，信号多不均匀。T_1WI 呈等或低信号（如有出血可见 T_1WI 高信号），T_2WI 呈不均匀高信号，肿瘤实性成分弥散受限，部分肿块局部反相位信号降低，提示包含脂质成分，这一影像表现反映肿瘤来源于肾上腺皮质。增强扫描呈不均匀强化，对比剂退出缓慢，当肿瘤侵犯下腔静脉时其内流空信号消失。

【鉴别诊断】

1. 肾上腺嗜铬细胞瘤　临床表现以儿茶酚胺升高引起的阵发性或持续性高血压、间歇性头痛、出汗、心悸等症状为主。CT 表现为病变边界清晰，可伴出血、囊变，钙化可见，增强扫描后实性成分动脉期显著强化，静脉期、延迟期持续强化，坏死、囊变区无强化；MRI 平扫 T_1WI 为等或稍低信号，T_2WI 为高信号，肿瘤较大时信号不均匀，增强扫描显著强化。组织病理学上常难以界定其良恶性，是否发生血管与周围结构侵犯或远处转移是恶性副神经节瘤的主要诊断依据。

2. 肾上腺转移瘤　肾上腺是转移瘤的好发部位之一，且多发生于肾上腺髓质，最常见的转移至肾上腺的原发肿瘤有肺癌、结直肠癌、乳腺癌等。富血供转移瘤如肾癌和肝癌，门脉期 CT 值可达 120 HU 以上，廓清率可与腺瘤相似。转移瘤内不含脂质。瘤体较大时可有出血、坏死和囊变，一般无钙化，增强 CT 和 MRI 呈不规则环状、结节状强化。

3. 神经母细胞瘤　幼儿多见，80% 发生在 3 岁以下；60% ~ 70% 初诊时即有远处转移。CT 表现为不规则较大肿瘤，通常跨越中线，包绕腹膜后血管，密度多不均匀，内有坏死、囊变或陈旧性出血所致的低密度区，80% 可见不规则钙化，增强扫描后呈不均匀强化。T_1WI 呈不均匀低信号，T_2WI 呈高信号，出血、坏死可使肿块信号不均。

【重点提醒】

手术切除是肾上腺皮质癌最有效的治疗方法。即使完全切除肿瘤，仍有超过 50% 的患者可能存在局部复发和转移。

【影像检查选择策略】

无论是 CT 还是 MRI 扫描，通过肾上腺区薄层扫描均可确定癌变大小、异质性、脂质含量（MRI 检查）、廓清率（CT 检查）和边缘特征。当原发肿瘤直径大于 4 cm 且怀疑存在转移性疾病和局部侵袭时，推荐进行胸腹部及盆腔 CT 或 MRI 检查评估。脑部检查和骨扫描仅在出现相应的可疑症状时才进行。

第四节　双侧肾上腺病变

【典型病例】

病例一　患者，女，72 岁，烧心 8 年，右后背疼痛 4 年（图 **10-6**）。

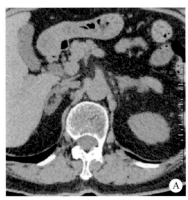
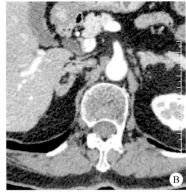

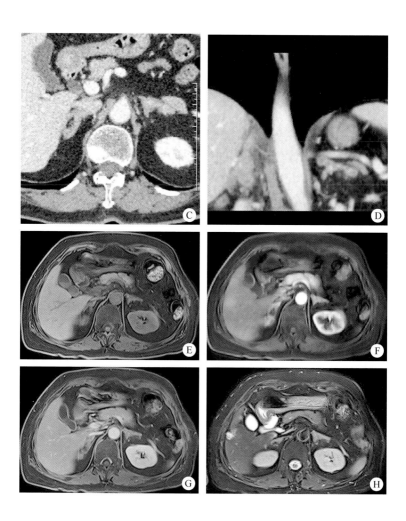

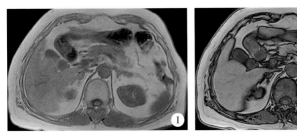

图 10-6 双侧肾上腺增生

A. CT 平扫轴位示双侧肾上腺不均匀增粗；B、C. CT 增强动脉期、静脉期轴位示增粗肾上腺明显均匀强化；D. CT 增强静脉期冠状位示增粗肾上腺局部小结节样改变；E. T_1WI 平扫轴位示双侧肾上腺不均匀增粗，呈等 T_1 信号影；F、G. MRI 增强动脉期、静脉期轴位示增粗肾上腺明显强化；H. T_2WI 平扫轴位示双侧肾上腺呈稍高 T_2 信号影；I、J. 梯度回波正相位、反相位轴位图像

病例二 患者，男，59 岁，胸背部疼痛 5 天，发现肺部占位 2 天（**图 10-7**）。

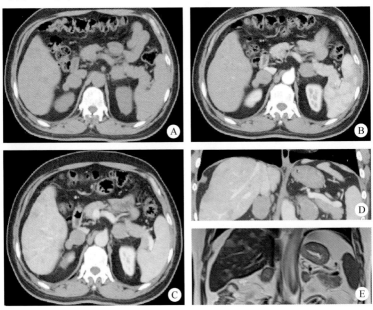

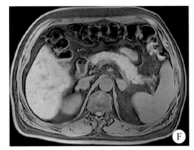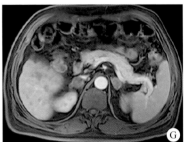

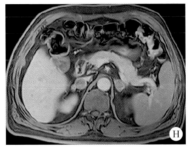

图 10-7　双侧肾上腺转移

A. CT 平扫轴位示双侧肾上腺不均匀结节状增粗；B、C. CT 增强动脉期、静脉期轴位示增粗肾上腺轻度强化并见结节轮廓，肝内另见散在边界不清稍低强化区（转移）；D. CT 增强静脉期冠状位示双侧肾上腺转移及肝内多发转移；E、F. T₂WI 平扫冠状位及 T₁WI 平扫轴位示双侧肾上腺不均匀结节状增粗，呈等 T₁ 稍高 T₂ 信号；G、H. MRI 增强动脉期、静脉期轴位示增粗肾上腺呈轻度强化，类似 CT

【临床概述】

肾上腺病变大多数为单侧肿瘤，7.6% ～ 17.0% 的病例为双侧肾上腺病变。双侧肾上腺病变（bilateral adrenal lesion）包括肾上腺原发肿瘤或增生（双侧肾上腺病变致醛固酮增多症、双侧肾上腺嗜铬细胞瘤、双侧肾上腺淋巴瘤、双侧肾上腺病变致库欣综合征、双侧肾上腺皮质癌、先天性肾上腺增生症）、肾上腺继发肿瘤（转移瘤、继发淋巴瘤）、感染（肾上腺结核、组织胞浆菌病、芽生菌病）、浸润性疾病（淀粉样变）、肾上腺出血等。

【影像表现】

1. CT 表现 ①双侧肾上腺原发肿瘤以腺瘤多见，一般表现为圆形或类圆形结节，形态规则，边缘光整，低密度或等密度，密度均匀，强化方式多样。②双侧肾上腺增生一般表现为双侧肾上腺弥漫性增大，侧肢厚度大于 10 mm 和（或）面积大于 150 mm^2；少数病例增大肾上腺的边缘可见一些小结节；增大肾上腺的密度和外形基本保持一致；需要注意的是，检查显示双侧肾上腺正常并不能除外增生，因为球状带仅占肾上腺皮质的 10% ～ 15%，不显著的增生很难造成肾上腺大小或形态改变。③双侧肾上腺继发肿瘤以转移瘤多见，通常表现为边界不光整的结节、肿块，乏脂，平扫密度不均，易坏死，增强扫描示不均匀强化，以周围为主，延迟期无明显对比剂廓清，最常见于肺癌转移。④双侧肾上腺感染以结核常见，肾上腺轮廓在肾上腺结核发展过程中有所不同，早期CT 见肾上腺肿块样增大，表现为中央低密度或均匀密度，增强扫描见外周强化（中央干酪样坏死）或均匀强化（无中央坏死），晚期肾上腺病灶中心呈均匀密度或钙化。

2. MRI 表现 ①双侧肾上腺腺瘤 MRI 表现类似 CT，在反相位上表现为信号缺失；②双侧肾上腺增生一般表现为 T_1WI 等信号，T_2WI 稍高信号，增强后明显强化，以外周为主；③双侧肾上腺转移瘤表现类似 CT；④双侧肾上腺结核早期 T_1WI 上表现为低信号或等信号，T_2WI 上表现为高信号，呈均匀强化或外周强化。晚期因大量纤维组织、瘢痕或钙化而出现 T_2WI 上低信号或等信号，当病变完全被纤维组织或钙化取代时，在所有 MRI 上均显示低信号。

【鉴别诊断】

双侧肾上腺病变的鉴别需进一步结合激素分泌评估（血清皮质醇、血浆促肾上腺皮质激素、隔夜地塞米松抑制试验后的血清皮质醇、血浆游离肾上腺素）。若处于高肾上腺素能状态（如非劳力性心悸、出汗、头痛等）提示嗜铬细胞瘤，若处于肾上腺皮质功能亢进状态提示原发性肾上腺大结节样增生征或腺瘤，若肾上腺皮质功能正常或低下，需进一步结合典型影像特征进行鉴别（如腺瘤、髓样脂肪瘤、囊肿），影像特征不典型者可进一步结合活检进行诊断。

【重点提醒】

双侧肾上腺占位问题的关键在于如何鉴别良恶性，因其直接关系到患者的治疗方案和预后，需结合影像特征与实验室检查综合评估。

【影像检查选择策略】

CT 是评估肾上腺病变的首选形态学成像技术。MRI 是评估肾上腺病变的二线影像学检查方法，特别适用于对碘对比剂过敏或怀孕的患者，且能够提供关于肾上腺肿块脂肪含量的信息，有助于区分良性和恶性肾上腺病变。在考虑手术治疗时，功能性影像学（NP-59 闪烁显像）检查可能有助于确定哪侧肾上腺是皮质醇过量的主要来源。

（陈　岩　吕培杰　赵香田）

参 考 文 献

史佳乐，杨琴，曾庆莲，等，2022. 双侧肾上腺病变的病因分布谱及临床表现分析[J]. 中华内分泌外科杂志，16（6）：685-688.

田勃，张诗婷，高洪伟，等，2019. 双侧肾上腺病变 260 例病因分析[J]. 中华医学杂志，99（16）：1246-1250.

张玉石，2016. 肾上腺肿瘤的诊断及微创治疗[J]. 中国肿瘤临床，43（11）：471-474.

中国医师协会泌尿外科分会，2021. 肾上腺皮质癌诊治专家共识[J]. 现代泌尿外科杂志，26（11）：902-908.

Fassnacht M，Arlt W，Bancos I，et al，2016. Management of adrenal incidentalomas: European Society of Endocrinology Clinical Practice Guideline in collaboration with the European Network for the Study of Adrenal Tumors[J]. Eur J Endocrinol, 175（2）: G1-G34.

Lee MJ, Hahn PF, Papanicolaou N, et al, 1991. Benign and malignant adrenal masses: CT distinction with attenuation coefficients, size, and observer analysis[J]. Radiology, 179（2）: 415-418.

Li L L, Yang G Q, Zhao L, et al, 2017. Baseline demographic and clinical characteristics of patients with adrenal incidentaloma from a single center in China: a survey[J]. Int J Endocrinol, 2017: 3093290.

Pasternak JD, Seib CD, Seiser N, et al, 2015. Differences between bilateral adrenal incidentalomas and unilateral lesions[J].JAMA Surg, 150（10）: 974-978.

第 11 章

生殖系统常见病变

第一节　前列腺增生

【典型病例】

患者，男，73 岁，尿急、尿频，尿不尽（图 11-1）。

【临床概述】

（1）良性前列腺增生（benign prostatic hyperplasia，BPH）是中老年男性常见疾病，临床表现为尿频、尿急、排尿困难和夜尿增多等症状。伴随老龄化加剧，我国男性前列腺增生发病率逐年攀升，60 岁以上男性的发病率高达 75%。

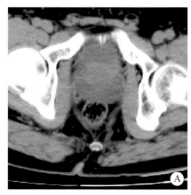
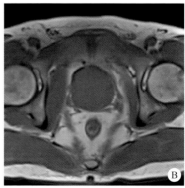

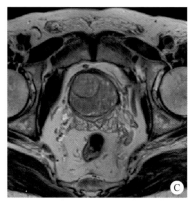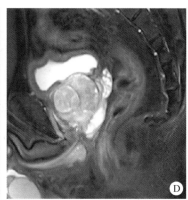

图 11-1　良性前列腺增生

A. CT 轴位示前列腺对称性增大，超出耻骨联合上方 2 cm，并向上突入膀胱底。B～
D. 前列腺中央腺体明显增大，其信号显示不均匀，见多发结节，T_1WI 轴位（B）呈
等信号，T_2WI 轴位（C）及矢状位（D）脂肪抑制序列呈不均匀高信号；外周带受压
变薄，信号未见异常

（2）病理上，前列腺增生主要发生在移行带，表现为腺体组织
及基质组织不同程度增生。当增大的移行带压迫邻近尿道及膀胱入
口时，可导致不同程度的下尿路梗阻。

【影像表现】

1. 超声表现　各径线增大，前列腺形态饱满，增大的前列腺向
膀胱内突出，但前列腺包膜整齐。前列腺结石表现为内腺有许多散
在的小强光点。前列腺增生结节声像图特点为圆球形等回声结节，
有完整的低回声边界，结节可大可小，为单个或多个，CDFI 显示前
列腺增生结节的血流多于正常前列腺，但在各病例中增多的程度不
同。尽管存在前列腺增生，但前列腺包膜是完整的，呈高回声，左
右基本对称，前列腺内除有增生结石光点外，其余部分回声均匀。

2. CT 表现　前列腺弥漫性增大。正常前列腺的上缘低于耻骨联
合水平，如耻骨联合上方 2 cm 或更高层面仍可见前列腺，或（和）

前列腺横径超过 5 cm，即可判断前列腺增大。增大的前列腺边缘光滑锐利，密度无改变，但可有高密度钙化灶；增强扫描检查，增大的前列腺呈对称性较均一强化。

3. MRI 表现

（1）良性前列腺增生在 T_2WI 上表现为前列腺体积增大，信号均匀，轮廓光整。

（2）前列腺的周围带仍维持正常较高信号，并显示受压变薄，甚至近于消失，而中央带和移行带体积明显增大。以间质组织增生为主时，表现为不规则低信号区及筛孔样低信号灶；以腺体增生为主时，表现为高信号结节灶；或两者同时存在，为混合型。

（3）磁共振弥散加权成像（DWI）和动态增强扫描，增大的前列腺内无局限性高信号或异常多血供区。

【鉴别诊断】

前列腺增生有时与前列腺癌不易鉴别，前列腺癌可见侵袭性表现和转移征象，局部有不规则结节，较大者病灶中央可见坏死区。

【重点提醒】

前列腺增生结节主要发生在移行带及中央带，外周带呈受压变薄改变；MRI T_2WI 上前列腺周围带仍维持高信号，DWI 及增强扫描无异常，是良性前列腺增生的主要诊断依据。

【影像检查选择策略】

前列腺增生结节在 CT 扫描中往往难以识别，因其密度与正常前列腺组织相近。相比之下，MRI 检查凭借其卓越的软组织分辨率和多参数成像技术，在诊断前列腺病变方面具有显著优势。T_2WI、DWI、动态增强扫描和磁共振波谱分析（MRS）等多种序列相互补充，可提供更为全面的病灶信息。而超声在前列腺增生诊断中也具有重要价值，它可以评估前列腺的形态结构和血流动力学，具有无创、操作简便、准确性较高及能够同时检查其他脏器等优势。

第二节 前列腺癌

【典型病例】

患者，男，72岁，体检肿瘤标志物检查血清前列腺特异性抗原（PSA）41 ng/ml（**图 11-2**）。

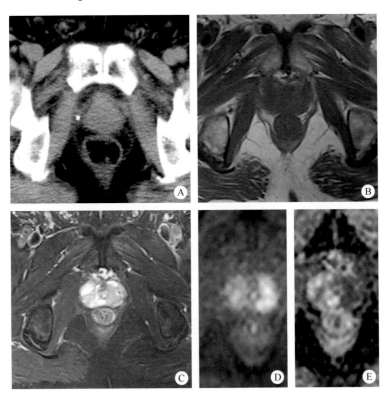

图 11-2 前列腺癌

A. CT 轴位示前列腺密度欠均匀；B、C. 前列腺增大，T_2WI（C）上前列腺左侧外周带见边界清楚的低信号结节（↑），T_1WI（B）上呈低信号；D. DWI 上呈片状高信号；E. ADC 上呈低信号

【临床概述】

（1）前列腺癌（prostatic cancer，PC）是我国男性高发恶性肿瘤类型，既往在西方国家发病率较高，但近年来随着我国人口老龄化进程的加快，我国前列腺癌的发病率较往年明显增高。

（2）外周带是前列腺癌多发区域，其次是移行带，少数起源于中央带。多数前列腺癌是多中心的，局限于前列腺内的肿瘤多侵犯前列腺尖部。

（3）前列腺癌的扩散有三个途径，即直接蔓延、淋巴转移和血行转移。前列腺癌增大易突破前列腺被膜，晚期可侵犯尿道、膀胱颈和精囊，少数可累及直肠；淋巴转移最常累及髂内、髂外和后腹膜淋巴组；骨转移是血行播散最常见的部位。

【影像表现】

1. 超声表现　前列腺各径增大，外形呈不规则隆起，包膜不完整，回声连续中断，两侧常不对称；内部回声不均匀，可出现大小不等光点或低回声区，病变部位回声增强和减弱参差不齐，内外腺结构和境界不清；邻近器官受累征象，如膀胱颈部回声不规则增厚、隆起；精囊周围和精囊本身回声异常，失去两侧对称性。CDFI 示病变区内血流信号增加。

2. CT 表现　CT 扫描不能检出前列腺内细小的 B2 期以内的肿瘤，仅能发现局部结节状隆起，提示有癌肿的可能。CT 用于前列腺癌诊断的主要价值在于了解淋巴结有无肿大，以帮助分期，其分期准确性为 85%。CT 扫描有助于检出前列腺癌向外侵犯，表现为前列腺、精囊间脂肪消失，或向膀胱底部不规则隆凸，精囊角不对称。CT 对盆腔淋巴结转移的诊断准确率为 80% ～ 90%，尤其是能够有效发现盆腔、后腹膜区域淋巴结肿大；直径大于 1.5 cm 为诊断淋巴结转移的标准，直径大于 1.0 cm 为可疑转移。

3. MRI 表现　T_1WI 上前列腺癌与前列腺组织均为低信号，难以识别肿瘤；在 T_2WI 上，前列腺癌典型表现为正常高信号外周带内出现低信号结节影。DWI 检查，肿瘤表现为高信号结节，ADC 图呈低信号。动态增强扫描，肿瘤呈富血供结节。MRS 检查，前列腺癌结节的 Cit 峰明显下降和（或）（Cho+Cre）/Cit 的比值显著增高。

【鉴别诊断】

早期局限性被膜内的前列腺癌需与良性前列腺增生鉴别。此外，其他肿瘤如膀胱、精囊、直肠等肿瘤可侵犯前列腺。

【重点提醒】

前列腺癌通常合并良性前列腺增生，前列腺癌的早期表现类似前列腺增生，即排尿困难，晚期则出现膀胱、会阴部疼痛及转移体征。PSA 的血清正常值为 0 ～ 4 ng/ml，其升高预示可能存在前列腺癌，但特异性不高。

【影像检查选择策略】

CT 诊断早期前列腺癌敏感性较低，表现常不典型，但中晚期可用于肿瘤分期及评估侵犯情况。MRI 是早期前列腺癌诊断的首选影像检查，动态增强 MRI、DWI 和 MRS 有助于鉴别良性前列腺增生。超声对于前列腺癌也具有一定的诊断价值，可以评估肿瘤对周围组织的侵犯情况，还可用于引导前列腺穿刺活检。不过，单独依靠超声诊断前列腺癌存在局限性，通常需要结合其他影像学检查和临床指标综合判断。

第三节　子宫肌瘤

【典型病例】

患者，女，34 岁，B 超发现子宫肌瘤 2 年，复查（**图 11-3**）。

【临床概述】

（1）子宫肌瘤（uterine myoma）是子宫最常见的良性肿瘤，在绝经期前妇女中发生率为 70% ～ 80%。

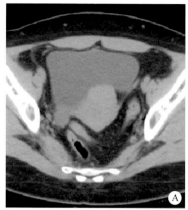
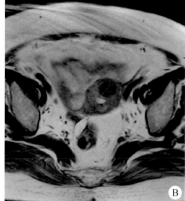
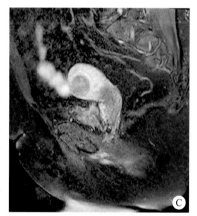

图 11-3　子宫肌瘤

A. CT 平扫轴位示子宫前壁间类圆形稍高
密度影，向外突出；B. T₁WI 轴位示子宫
前壁肌壁间类圆形低信号，边界清楚；
C. T₂ 脂肪抑制序列矢状位示子宫前壁肌
壁间肌瘤表现为类圆形低信号肿块

（2）临床表现为月经过多和盆腔肿块。病理上，肿瘤由涡状排列的平滑肌细胞组成，并含有不等量的胶原、间质和纤维组织。

（3）子宫肌瘤易发生玻璃样变性、黏液瘤样变性、囊性变和出血等。根据位置，子宫肌瘤分为浆膜下型、肌层内型和黏膜下型。

【影像表现】

1. 超声表现　典型表现呈圆形，边缘清晰，大部分呈均匀低回声。若肌瘤直径 > 3 ~ 5 cm，回声常不均匀；若生长过快发生变性，囊变区可呈无回声；还可发现肌瘤内部和（或）边缘钙化，尤其是绝经后妇女。CDFI 可以显示肌瘤外周血液供应，若内部可见丰富血供，应怀疑肌瘤恶变可能。

2. CT 表现

（1）子宫平滑肌瘤可使子宫增大，轮廓呈波浪状，平扫子宫肌瘤的密度与子宫肌壁一致。

（2）增强检查肌瘤可有不同程度强化，多低于正常子宫肌的强化。大的肿瘤内可有云雾状或粗细不均的条状强化区，多为残留的纤维间质。

（3）约10%的子宫肌瘤会发生钙化，主要见于绝经后退变的肌瘤。

3. MRI 表现　　子宫肌瘤可使子宫轮廓凹凸不平，T_1WI 上与邻近子宫肌壁的信号相仿，T_2WI 上呈均质低信号，边界清楚。子宫肌瘤有继发变性者表现不一，取决于其变性的性质及范围：内有钙化者在 T_1WI 和 T_2WI 上均呈低信号；有囊性变者在 T_2WI 上呈高信号；有黏液样变者在 T_1WI 上信号略增高，在 T_2WI 上可因血管、淋巴管扩张及水肿而使瘤周有一高信号环，也可呈均质高信号。静脉注射 Gd-DTPA 后增强扫描时肿块常有强化。

【鉴别诊断】

1. 子宫内膜癌　　表现为宫腔增大，宫腔内软组织密度影，盆腔内可见肿大淋巴结。

2. 子宫腺肌病　　局限性子宫腺肌病和子宫肌瘤 CT 不能鉴别，子宫腺肌病患者在临床上有明显的痛经史。MRI 可见病变内出血信号，T_1WI 可见局灶性高信号，T_2WI 呈高或低信号；T_2WI 显示子宫结合带局限性或弥漫性增厚。

【重点提醒】

子宫肌瘤越大，变性的可能性越大，变性肌瘤大小通常为 5～8 cm。常见变性有玻璃样变、囊性变、红色样变、脂肪变性、钙化，使得子宫肌瘤变性 MRI 信号复杂。

【影像检查选择策略】

超声检查常用于子宫肿瘤筛查，但定位不准，难以发现小肌瘤。CT 平扫可确诊大部分较大子宫肌瘤，尤其适用于浆膜下肌瘤和部分壁间肌瘤，增强 CT 可提高肌瘤与肌层密度差异，提高检出率和诊断准确性。MRI 平扫可显示肌瘤大小、位置和数量，增强 MRI 对肌瘤鉴别诊断有一定帮助。

第四节　子宫内膜癌

【典型病例】

患者，女，61 岁，自然绝经 6 年，间断阴道排液、流血半年（图 11-4）。

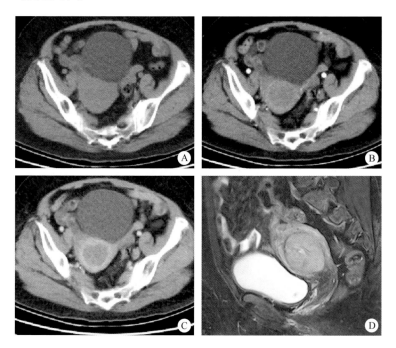

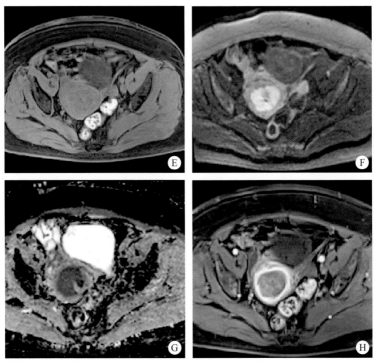

图 11-4 子宫内膜癌

CT 平扫轴位（A）示子宫体积增大，宫腔内见稍低密度影，增强扫描动脉期（B）和静脉期（C）轻度强化；矢状位（D）T₂ 压脂上，可见宫腔扩张，子宫内膜增厚，并可见不规则肿块样稍高信号影，T₁WI（E）呈低信号，DWI（F）呈高信号，ADC（G）呈低信号；增强扫描（H）动脉期子宫肌层明显强化，肿瘤轻度强化，其信号低于子宫肌层强化，可更加清晰地显示子宫内膜癌浸润深度

【临床概述】

（1）子宫内膜癌（endometrial cancer）是女性生殖系统常见的恶性肿瘤，发病率仅次于宫颈癌。发病的峰值年龄为 55 ～ 65 岁。主要症状为无痛性阴道不规则出血，特别是绝经后女性，可出现白带增多伴血性、脓性分泌物。

（2）子宫内膜癌的大体病理表现分为弥漫型和局限型两种，以弥漫型居多。弥漫型肿瘤累及大部分或全部子宫内膜，病变呈息肉状或菜花状，质脆，表面可有溃疡或坏死，可以不同程度地浸润子宫肌层，也可以向下蔓延累及子宫颈。局限型是局灶的息肉或结节，以位于子宫底或角部较多，可以多发。组织学亚型以子宫内膜样腺癌最多见，约占 80%，分化较好，预后也较好，5 年生存率可达 80%。

（3）转移途径主要是淋巴转移或直接蔓延至邻近器官组织，再播散至腹膜、大网膜，晚期可有血行转移。血行转移以肺、肝、骨较多见。

【影像表现】

1. 超声表现　①早期：可见子宫内膜回声增强或分布不均匀，可有低回声。②中晚期：子宫增大，形态不规则，子宫内膜增厚，边缘不规则，回声强弱不等，当组织坏死阻塞宫颈时，可见宫腔积液积脓，呈无回声或低回声。CDFI 可见子宫内膜内或内膜基底部一至数个条状、短棒状或点状彩色血流信号，有肌层侵犯时，受累肌层局部血流信号增多，血供丰富，可根据此彩超表现辅助判断肌层侵犯程度。

2. CT 表现

Ⅰ期：当瘤灶较小时，CT 无法显示；当肿瘤明显侵犯子宫肌时，子宫常呈对称性或分叶状增大，增强扫描肿瘤强化程度低于邻近正常子宫肌而表现为较低密度肿块，边界多不清楚。

Ⅱ期：侵犯宫颈时，显示宫颈不规则增大，较大肿瘤常阻塞宫颈管，致宫腔积水、积血或积脓。

Ⅲ期：由于宫旁组织受累，正常脂肪性低密度表现消失，代之不规则软组织肿块影，有时还可见盆腔淋巴结增大。

Ⅳ期：当膀胱或（和）直肠受累时，显示与子宫肿块相连的局部膀胱壁或直肠壁增厚或形成肿块，也可发现肝或上腹部腹膜的远隔性转移。

3. MRI 表现

I 期：病变限于子宫内膜时，T_1WI 或 T_2WI 上可显示正常；当肿瘤侵犯子宫肌时，可见中等信号的肿瘤破坏子宫内膜与子宫肌界面，使低信号联合带发生中断而侵入子宫肌内层，进而累及子宫肌外层。Gd-DTPA 增强 T_1WI 检查，子宫内膜癌的强化程度低于邻近正常子宫肌。在 T_2WI 及增强 T_1WI 上能较为准确地测量出肿瘤侵犯子宫肌的深度。

II 期：T_2WI 上可显示中等信号的肿块延伸至宫颈，并导致宫颈管扩张；肿瘤进一步向深部侵犯，使得低信号的宫颈纤维基质带受到破坏和中断。

III 期和 IV 期：发生宫旁延伸时，显示肿瘤累及宫旁组织并使其信号发生改变，出现中等信号肿块；腹膜种植表现为 T_1WI 中等信号和 T_2WI 高信号的结节影，淋巴结转移时显示淋巴结增大。

【鉴别诊断】

子宫内膜癌与子宫内膜增生和子宫内膜息肉的 MRI 表现均可为子宫内膜增厚与信号异常，鉴别往往困难。少数子宫内膜癌可与子宫内膜不典型增生合并存在，只能在显微镜下区分，故子宫内膜癌的最终诊断依赖于病理学检查。

【重点提醒】

子宫内膜癌在 DWI 上表现为较高信号，正常联合带在 DWI 上为低信号。因而联合带的信号改变可作为肌层受侵犯的标志，即联合带完整表明病灶局限于内膜，而联合带内出现异常高信号则说明肿瘤已侵犯子宫肌内层。若子宫内膜癌较为局限，有时在 DWI 上不易与正常内膜的高信号相区别，但其 ADC 值低于正常内膜有助于对病灶的诊断。

【影像检查选择策略】

子宫内膜癌的诊断主要依靠刮宫和细胞学检查，影像学检查的目的是确定肿瘤范围、观察治疗效果及判断肿瘤是否复发。超声在子宫内膜癌诊断中具有重要价值，尤其在评估子宫内膜厚度和结构异常方面。经阴道超声因其高分辨率，常被用于早期筛查和检测子宫内膜病变，有助于指导进一步的诊断步骤。MRI 检查具有较高的诊断价值，能够判断子宫肌受累的深度、有无宫颈侵犯和宫外延伸，有利于指导临床治疗和预后判断。CT 检查有助于显示子宫内膜癌的侵及范围、周围淋巴结转移和远处转移，但对早期子宫病变的定性较为困难。

第五节　宫　颈　癌

【典型病例】

患者，女，53 岁，绝经 7 年，阴道排液 1 月余（图 11-5）。

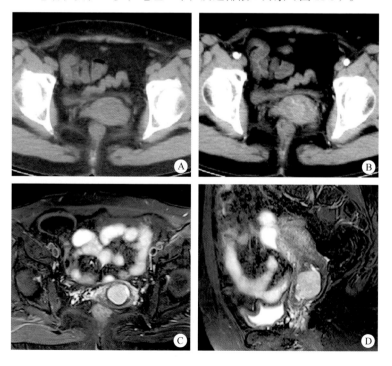

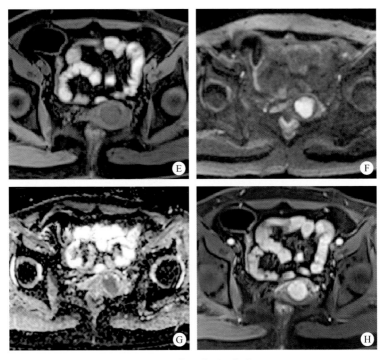

图 11-5 宫颈癌（Ⅰ期）

CT 平扫轴位（A）示宫颈肥大，增强动脉期（B）示片状不规则强化区；T₂压脂轴位（C）及矢状位（D）示宫颈前唇伴不规则 T₂WI 中等信号影，信号尚均匀；T₁WI 轴位（E）示病灶呈低信号，DWI（F）呈高信号，ADC（G）呈低信号；增强扫描动脉期（H）肿瘤明显强化

【临床概述】

（1）宫颈癌（cervical cancer）是我国女性生殖系统最常见的恶性肿瘤，45～55 岁多见。

（2）宫颈癌起源于子宫颈黏膜柱状细胞和鳞状上皮的移行区，90% 为鳞癌，5%～10% 为腺癌，极少数为腺鳞癌或其他。

（3）直接蔓延和淋巴转移是宫颈癌的主要转移途径，血行转移少见。直接蔓延向两侧侵犯宫旁组织并进一步累及盆壁，向前、后分别侵犯膀胱和直肠。淋巴转移依次累及宫颈旁、闭孔内及髂内、髂外、髂总、腹主动脉组淋巴结等。宫颈癌晚期可经血循环至肺、肾等处。

【影像表现】

1. 超声表现　外生型宫颈癌表现为宫颈增大、形态不规则，宫颈外口处可见实质性不均质低回声肿块；内生型宫颈癌表现为宫颈增大，宫颈管结构消失，宫颈呈不均质实性低回声。CDFI 显示正常宫颈组织血流信号较少，宫颈癌处肿块内部血流增多。

2. CT 及 MRI 表现

（1）宫颈增大呈肿块状，轮廓不规则。

（2）密度及信号：CT 扫描肿瘤多为等密度，其内坏死区呈不规则低密度。MRI 扫描肿块与宫颈肌层信号相比，T_2WI 为中、高信号，T_1WI 为等信号，DWI 呈高、稍高信号，ADC 值减低。

（3）早期边缘可光整，晚期边缘多较模糊。

（4）肿瘤直接蔓延表现

1）阴道受累：最为常见。

2）宫旁三角形或分叶状肿块与宫颈肿块相延续。

3）直肠周围脂肪层消失。

4）宫腔积液：为宫颈口阻塞所致。

5）宫旁受侵：表现为输尿管末端周围脂肪间隙不清和肾积水。

6）膀胱和直肠受侵：膀胱或直肠壁不规则，或腔内见结节状突出。

7）增强扫描：早期肿瘤明显强化，强化程度高于正常宫颈组织，达峰时间 30 ～ 60 s。随后，正常宫颈逐渐强化，延迟期肿瘤强化程度明显低于正常宫颈组织，显示为边界清楚的低信号。

8）盆腔淋巴结肿大。

【鉴别诊断】

子宫颈平滑肌瘤：表现为子宫颈增大、变形，边缘清晰、规则，无腹盆腔淋巴结肿大。

【重点提醒】

宫颈癌表现为宫颈体积增大形成不规则软组织肿块，增强扫描肿瘤早期明显强化，延迟期肿瘤强化程度明显低于正常宫颈组织。盆腔淋巴结大于 15 cm，腹主动脉旁淋巴结大于 10 cm 提示淋巴结转移。

【影像检查选择策略】

宫颈癌早期病灶较小，超声可提供初步线索，CT 难以显示，而 MRI 凭借其优越的软组织分辨率，对于早期宫颈癌的诊断至关重要。对于中晚期宫颈癌，CT 凭借其较高的空间分辨率，在定位病变、评估淋巴结受累和远处转移方面具有显著优势。MRI 主要用于宫颈癌分期，可帮助医生确定病变的侵犯范围，评估宫旁、盆壁或周围器官的受侵情况，以及检测淋巴结的转移情况。

第六节　卵　巢　囊　肿

【典型病例】

患者，女，40 岁，体检时 B 超提示右侧附件囊性灶（**图 11-6**）。

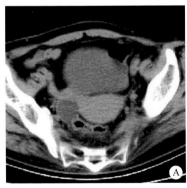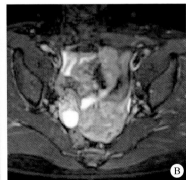

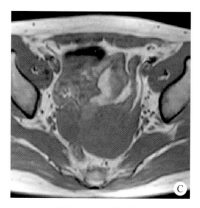

图 11-6　卵巢囊肿

A. CT 平扫轴位示右侧附件区见类圆形低密度影，边界清楚；B、C. 右侧附件区见类圆
形异常信号影，T_1WI（B）呈低信号，T_2WI（C）呈高信号，边缘光滑

【临床概述】

（1）卵巢囊肿（ovarian cyst）种类较多，是生育期妇女常见的良性肿瘤，包括单纯型囊肿和功能性囊肿，后者可为滤泡囊肿、黄体囊肿和黄素囊肿等。

（2）多数囊肿为单侧性，部分为双侧性。囊肿大小不等，多为单房、壁薄、无分隔。大多数囊肿可自行消失。

（3）临床上，卵巢囊肿常无症状，功能性囊肿患者可有月经异常，多囊性卵巢表现为多毛和不孕。

【影像表现】

1. 超声表现　滤泡囊肿表现为卵巢内的类圆形囊性暗区，囊壁薄而光滑，边界清晰，囊内呈无回声，后方回声增强。CDFI 示囊壁无彩色血流。观察数周后囊肿往往自行消失。

黄体囊肿具有多变性，黄体早期囊内出血较多时表现为卵巢内近圆形囊肿，囊壁厚，囊内杂乱不均质低回声；中期血肿内血液凝固，囊壁变薄而规则，内壁光滑，囊内回声减低，呈粗细不等网状结构；

晚期血液部分吸收，囊内回声可呈实性稍高回声，当血液完全吸收后形成黄体囊肿，囊壁变得光滑，囊内无回声。CDFI 示部分囊肿的周边可见典型的环状或半环状血流。

2. CT 表现　附件区类圆形水样低密度肿块，边缘光滑，壁薄，无分隔。有时出血时囊肿密度可增高。增强扫描病灶不强化。

3. MRI 表现　卵巢囊肿信号与尿液相同，即 T_1WI 呈低信号，T_2WI 呈明显高信号。如囊内含蛋白类物质较多，T_1WI 和 T_2WI 均呈高信号；如囊肿合并出血，则囊内信号多样。多囊卵巢 T_2WI 像显示双侧卵巢增大，其内见多发类圆形高信号小囊，其间可见 T_2WI 低信号纤维组织。

【鉴别诊断】

1. 卵巢囊腺瘤　常为多房性，体积较大，不会自行消失。

2. 子宫内膜异位症　其体积较大，病灶内有出血，信号复杂，常为混杂密度，边缘不规则，与周围结构有粘连，临床上有痛经史。

【重点提醒】

绝经前直径 < 10 cm 及绝经后直径 < 5 cm 的无症状卵巢良性囊肿，可随访观察。当囊肿最大直径 ≥ 10 cm，囊壁增厚伴乳头状突起或实性成分，形态不规则且合并腹腔积液时，应进一步除外恶性肿瘤可能。

【影像检查选择策略】

大部分卵巢囊肿可通过超声检查被发现并进行随访观察。超声检查具有无创、方便、经济等优势。而 CT 可以清晰地显示卵巢囊肿的大小、形态、边缘情况及与其周围组织的毗邻关系，同时还可以判断是否有远处转移，但存在辐射暴露问题。MRI 具有高度的软组织分辨率，可以清晰显示卵巢囊肿的结构和特征，对于判断良恶性及手术方式的选择具有重要意义，但费用较高，部分患者可能对对比剂过敏。

第七节　卵巢囊腺瘤

【典型病例】

病例一　患者，女，61 岁，发现右下腹肿块 5 天（图 11-7）。

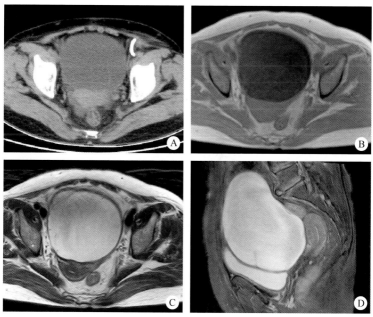

图 11-7　卵巢浆液性囊腺瘤

A. CT 平扫轴位示盆腔内见巨大囊性低密度灶，内可见线状分隔，边界清楚；B、C. T₁WI 及 T₂WI 横轴位示盆腔见边界清楚的囊性异常信号影，T₁WI（B）呈低信号，T₂WI（C）呈高信号，内见低信号分隔，分隔光滑、厚度均匀，囊壁薄；D. T₂ 脂肪抑制序列矢状位病灶呈高信号，可见低信号分隔

病例二　患者，女，29 岁，体检发现右侧附件囊性肿块 6 月余（图 11-8）。

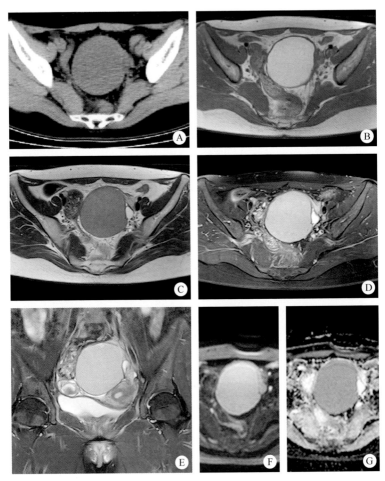

图 11-8　卵巢黏液性囊腺瘤

A. CT 平扫轴位示盆腔类圆形病灶，大小约为 7.2 cm ×6.2 cm× 6.7 cm，密度均匀，CT 值约为 36 HU，边界尚光滑，与周围组织分界尚清楚。B、C. T$_2$WI 轴位和 T$_1$WI 轴位，病灶 T$_1$WI（B）呈高信号，T$_2$WI（C）呈低信号，边界清楚，未见分隔；D、E. 轴位及冠状位 T$_2$ 脂肪抑制序列示病灶呈高信号，与左侧附件关系密切；F. DWI 呈稍高信号，

G. ADC 呈低信号

【临床概述】

（1）卵巢囊腺瘤是卵巢最常见的良性肿瘤，约占 45%，有浆液性囊腺瘤和黏液性囊腺瘤之分，发病年龄以 20～50 岁居多。主要临床表现为盆腹部肿块，较大肿块可产生压迫症状。

（2）浆液性囊腺瘤可为单房或多房，囊壁由单层纤毛上皮细胞构成，囊液为稀薄浆液，恶变率为 35%～50%。黏液性囊腺瘤一般为单侧多房，比较大，囊壁由单层高柱状细胞构成，囊内为稠厚的黏液，其恶变率为 5%～10%。

【影像表现】

1. 超声表现　肿块呈单房或多房，边界清晰，囊壁薄而完整，厚度均匀，内壁光滑，内有纤细带状分隔回声，隔光滑而均匀。浆液性囊腺瘤囊内多数为无回声或稀疏点状回声，黏液性囊腺瘤囊内大多有云雾状或稀疏低回声，但浆液性囊腺瘤发生囊内出血时则与黏液性囊腺瘤无法鉴别。CDFI 示肿瘤囊性部分内部无血流信号，但囊壁、囊内间隔及乳头上可见细条状血流，可记录低速中等阻力动脉频谱。当分隔较多、厚薄不均、血流较丰富时，血流频谱与恶性卵巢肿瘤频谱类似，需注意交界性或恶性囊腺瘤的可能。

2. CT 表现

（1）单侧或两侧卵巢区壁薄、外缘光滑的单房或多房囊性病变，囊壁和分隔多较薄且均匀一致，偶可见小的乳突状突起。

（2）浆液性囊腺瘤以双侧、单房为特点，体积较黏液性囊腺瘤小，囊内密度低且均匀，CT 值一般为 15 HU 左右，有时可见钙化。而黏液性囊腺瘤常为单侧、多房，体积较大，囊内密度较浆液性囊腺瘤高，CT 值一般为 25 HU 左右，但实际上很难通过 CT 值鉴别两者。增强扫描一般不强化，偶见囊壁和内隔发生强化。

3. MRI 表现　肿瘤均表现为边界清晰锐利的肿块，大小不等，可为单房或多房状。肿瘤内的间隔在 T_2WI 上表现为线状较低信号；浆液性囊腺瘤表现为 T_1WI 低信号、T_2WI 高信号，基本与水相同；

黏液性囊腺瘤由于含黏蛋白，在 T_1WI 上信号增高，在 T_2WI 上仍为高信号。使用 Gd-DTPA 后，肿瘤壁可发生中等对比增强，细小的壁结节也可显示得更清晰。

【鉴别诊断】

主要与卵巢癌相鉴别：卵巢癌多呈囊实性，囊壁或分隔厚薄不均，或可见壁结节，周围结构有受侵表现，常有腹腔积液和腹膜后淋巴结肿大。

【影像检查选择策略】

超声检查卵巢囊肿具有无创、方便、经济等优势，可用于初步筛查、随访及引导穿刺，但在鉴别卵巢囊腺瘤上其效果不如 MRI，因此其应用价值需结合具体情况进行评估。MRI 和 CT 均可用于卵巢囊腺瘤的诊断，但两者各有优缺点。MRI 可以获取肿瘤的多种信息，包括 T_1、T_2、扩散加权成像等，可用于分析囊液成分，有助于鉴别浆液性囊腺瘤和黏液性囊腺瘤，但 MRI 扫描时间长，费用较高，部分患者可能对对比剂过敏。CT 扫描速度快，费用相对较低，但对软组织分辨率低于 MRI，且存在辐射暴露。具体选择哪种影像检查方法应根据患者的个体情况和医生的建议。

第八节　卵巢畸胎瘤

【典型病例】

患者，女，78 岁，B 超示绝经后子宫，宫体左后方可疑囊性包块（图 11-9）。

【临床概述】

（1）畸胎瘤（ovarian teratoma）是卵巢常见的肿瘤，约占全部卵巢肿瘤的 20%，多发生于生育期妇女，绝大多数为良性，恶性占极少数。通常由两或三个胚层组织构成，常以外胚层为主，肿瘤可为囊性、实性或囊实性，内含牙齿、骨骼、脂肪、皮肤、毛发和蛋白样液体等。

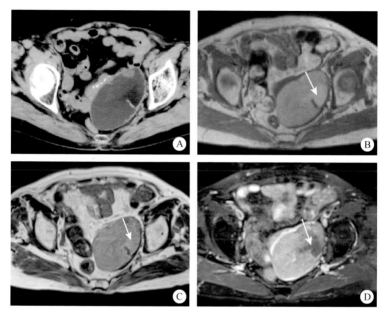

图 11-9　卵巢畸胎瘤

A. CT 平扫轴位示左侧附件区可见类椭圆形肿块影，边界清楚，其内密度不均，可见脂肪密度、软组织密度及点状钙化影；B. T$_1$WI 轴位图像示左侧附件区见类椭圆形等 - 稍低信号影，局部可见结节状高信号（↑）；C. T$_2$WI 轴位图像示病灶呈稍高信号影，局部见局灶性高信号（↑）；D. T$_2$WI 脂肪抑制序列轴位图像示结节内部分成分（↑）信号强度下降，提示病灶内含成熟脂肪成分

（2）临床上卵巢畸胎瘤可发生于任何年龄，通常无症状，大者可触及肿块，发生扭转时出现疼痛。

【影像表现】

1. 超声表现　畸胎瘤超声表现复杂，但具有一些特征性征象。①面团征：囊内有强回声团，边缘较清，附于囊肿壁一侧，多为毛发和脂质裹成团块所致。②壁立结节征：肿瘤囊壁可见隆起的结节状高回声，或呈乳头状，其后可伴有声影，多为牙齿或骨组织。

③杂乱结构征：囊内可见点状、团状、短线状强回声，其组织学成分复杂多样，含有牙齿、骨组织、钙化及油脂样物质。④脂液分层征：强回声与低回声之间有一水平分界线，强回声为含脂质成分，位于上方，低回声为毛发上皮碎屑，位于下方。⑤瀑布征：又称垂柳征，内含强回声结节，后方明显回声衰减，其组织为骨组织及皮肤组织。⑥线条征：囊性畸胎瘤内的毛发结构表现为多条段线状强回声，平行排列，浮于其中，可随体位移动。⑦多囊征：囊肿内可见到小囊，即囊中囊的表现。⑧星花征：肿物内黏稠的油脂物质呈现均质密集的细小点状强回声，浮游于液区中，囊壁可见隆起的结节强回声。

2. CT 表现　为盆腔内边界清楚、混杂密度的肿块，可为囊性、实性、囊实性，内含脂肪、软组织密度成分及钙化。囊性或囊实性畸胎瘤可见脂 - 液平面，下层为液体，上层为更低密度的脂肪，有时可见"漂浮物"，即在液性区上方可见由毛发、上皮等形成的较高密度的实质性结节。囊壁可局限性增厚，呈结节状突向腔内。

3. MRI 表现　为盆腔内混杂信号肿块。其特征是肿块内含脂肪信号，T_1WI 呈高信号，T_2WI 呈中、高信号，与皮下脂肪信号一致。MRI检查同样可以显示液 - 液平面、囊壁壁结节和钙化形成的无信号区。

【鉴别诊断】

肿瘤内的脂肪成分、骨及钙化是囊性畸胎瘤的特异性表现，这些特征使其易于诊断并与其他囊性肿瘤相鉴别。卵巢囊性畸胎瘤应与骶前畸胎瘤鉴别，两者影像学表现相似，但位置不同，后者位于骶前，通常造成直肠、子宫等器官向前移位。

【重点提醒】

当畸胎瘤体积较大、血供丰富，肿瘤边界与周围脏器之间脂肪间隙消失时，应高度怀疑恶变，可联合 CA125、CA19-9 及癌胚抗原（CEA）等肿瘤标志物协助诊断。

【影像检查选择策略】

超声检查无辐射，对患者无创伤，适合作为初步筛查工具，但相比于 CT 或 MRI，超声的软组织分辨率较低，可能难以准确评估肿瘤的复杂成分和边界。CT 和 MRI 均对卵巢畸胎瘤的脂肪成分具有良好的显示效果，但各有侧重。CT 在显示肿瘤内的骨化及钙化方面更具优势，有助于鉴别诊断；可清晰显示肿瘤周围组织的情况，有利于判断周围侵犯、淋巴结转移及远处转移情况。MRI 对软组织分辨率更高，可更清晰地显示肿块的内部结构和与周围器官的关系，有利于病灶定位和判断肿块的性质。

第九节　卵　巢　癌

【典型病例】

患者，女，66 岁，腹胀 1 月余，实验室检查 CA125 升高（568.1 U/ ml）、CA15-3 升高（175.6 U/ml）（图 11-10）。

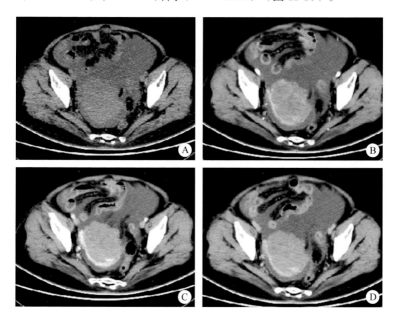

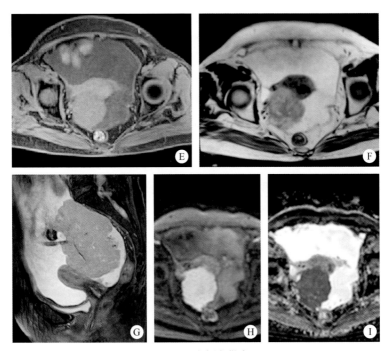

图 11-10　右侧卵巢癌

A～D. 盆腔 CT 平扫＋增强轴位示右侧附件区软组织肿块影，边界欠清；增强扫描不
均匀强化，平扫及增强扫描各期 CT 值约为 43 HU、54 HU、73 HU、68 HU；腹膜增厚，
盆腔积液。E～I. 盆腔 MRI 平扫示右侧附件区软组织信号影，T_1WI 轴位（E）病灶呈
等信号，T_2WI 轴位（F）呈稍高信号，T_2 脂肪抑制序列矢状位（G）呈高信号，DWI（H）
呈高信号，ADC（I）信号减低。盆腔腹膜结节状增厚，盆腔积液

【临床概述】

（1）卵巢癌（ovarian cancer）来源于卵巢上皮组织，是卵巢最
常见的恶性肿瘤，主要为浆液性囊腺癌和黏液性囊腺癌。其中，以
浆液性囊腺癌最为多见，占全部卵巢恶性肿瘤的 40%～60%，双侧
者约占 5%，主要来源于浆液性囊腺瘤的恶变。黏液性囊腺癌占卵巢
癌的 15%～20%，其中 25% 为双侧性。

（2）卵巢癌的转移方式主要是局部侵犯，腹膜腔播散、种植，也可经淋巴转移，血行转移较少见。

（3）临床上卵巢癌早期无症状，发现时多属晚期。实验室检查 CA125 和 CEA 明显升高。

【影像表现】

1. 超声表现 肿瘤形态不规则，边界不清楚，壁厚不均匀，内部回声杂乱，可部分强、部分弱，若肿瘤液化坏死则出现液性暗区，暗区周边不规则。除肿瘤本身的表现外，盆腹腔内腹腔积液征是恶性卵巢肿瘤的常见合并征象。CDFI 示肿瘤内及边界均可探及丰富的血流，杂乱排列，显示动脉和静脉频谱，其动脉阻力指数（RI）< 0.4，搏动指数 < 1.0。

2. CT 表现

（1）盆腔肿块：肿瘤可以是实性、囊性或囊实混合性，囊性和囊实性的囊壁和分隔厚薄不均。肿块大小不等，大者可占据整个盆腔或在下腹部形成巨大肿块。肿块边缘多不规则，少数可见钙化、肿块与子宫分界不清。增强扫描，肿瘤囊壁、分隔及实性成分显著强化。

（2）腹腔积液：30% 的病例可出现腹腔积液。腹腔积液的 CT 值可偏高，有的甚至大于 60 HU。

（3）腹膜腔转移：大网膜弥漫性增厚、密度不均匀增高，形如饼状，呈网膜饼；肠系膜、壁腹膜表面多发小结节；腹腔内不规则软组织结节或肿块可见于腹腔各部。

（4）腹膜假性黏液瘤：由卵巢黏液性囊腺癌种植性转移形成，表现为盆腹腔低密度肿块，当位于肝脏边缘时，呈分隔状表现，致肝表面形成多个扇贝样压迹。

3. MRI 表现 肿瘤形态学表现与 CT 检查类似，表现为不规则囊实性肿块。依囊液成分不同，T_1WI 上表现为低至高信号，T_2WI 上均显示为高信号，DWI 中呈高信号。囊壁及囊内分隔形态不规则，增强扫描实性成分明显强化，囊变区不强化。MRI检查同样能发现腹水、种植性转移、淋巴结转移、邻近结构直接侵犯等。

【鉴别诊断】

1. 卵巢巧克力囊肿 呈较大囊性，有新鲜出血时CT呈高密度，增强扫描不强化。临床上患者多有痛经史。

2. 卵巢囊腺瘤 浆液性及黏液性囊腺瘤为卵巢良性肿瘤，囊壁薄而均匀，实性成分较少，增强扫描壁及分隔轻中度强化，不合并腹腔积液，不伴腹膜种植及盆壁侵犯。

【重点提醒】

CT或MRI检查时，女性盆腔或盆腹腔内有较大的单侧或双侧肿块，呈囊实性表现，其壁和分隔厚而不规则并有明显的实体部分，是卵巢囊腺癌的主要表现，也是诊断的主要依据。

【影像检查选择策略】

超声在卵巢癌的诊断中能够提供无创、实时的影像，有助于评估肿瘤的基本特征，但其分辨率有限，可能难以准确判断肿瘤的具体性质和侵犯程度。CT和MRI均是卵巢癌诊断的重要影像学检查方法，可显示肿瘤的大小、形态、内部结构、侵犯范围、淋巴结转移情况等，为卵巢癌的诊断和分期提供重要的依据。MRI凭借其较高的软组织分辨率和功能MRI技术的应用，在卵巢癌与其他卵巢病变的鉴别诊断中具有独特优势，并可进一步提高卵巢肿瘤诊断的准确性。

（张丹庆　贾永军　吕培杰）

第 12 章

腹膜后常见病变

第一节　腹膜后纤维化

【典型病例】

患者，女，80，乏力、食欲缺乏1周（**图 12-1**）。

【临床概述】

（1）腹膜后纤维化（retroperitoneal fibrosis，RPF）是一种临床上较为少见的疾病，病理特征主要表现为腹膜后脂肪组织亚急性和慢性炎症伴大量纤维组织增生，发病率仅为 1/20 万。按病因分为特发性和继发性。特发性占 2/3，无明显诱因，可能与自身免疫有关；非特发性占 1/3，可继发于麦角胺药物的使用、结核、梅毒、霉菌感染、非特异性感染、血肿、肿瘤、动脉瘤等病因。

（2）临床症状取决于病变对输尿管、下腔静脉、腹主动脉及分支、生殖腺等的压迫和侵犯，可表现为尿路梗阻，有时可发生胆管梗阻、门静脉高压及胃肠道梗阻。可伴有腹盆部包块、腹背疼痛、疲乏、体重减轻及发热等症状，实验室检查可发现贫血、红细胞沉降率(血沉)加快等。

【影像表现】

1. **超声表现**　腹膜后纤维化有较典型的声像图特征，无论是原发性还是继发性，均表现为腹主动脉、下腔静脉周围条索状、包块状、弥漫性低弱或中等回声，回声较均匀，病变范围广泛、厚薄不均，通常上达双肾动脉，下至双侧髂动脉甚至分叉部以下，病灶虽包绕

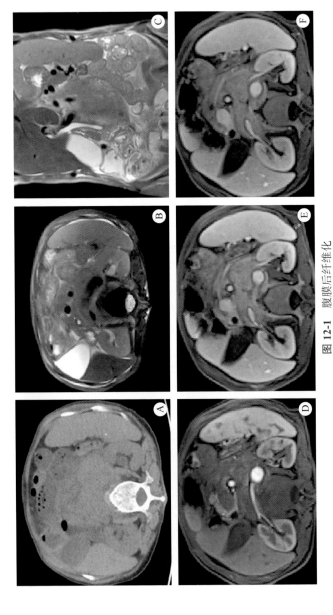

图 12-1　腹膜后纤维化

A. CT 平扫轴位示腹膜后中线区不规则片状软组织密度影，与周围组织分界不清；B. T₂ 脂肪抑制序列示腹膜后团片状均匀稍高信号影；C. T₂ 脂肪抑制序列冠状位示腹膜后病变自双肾水平、下缘约位于髂总动脉水平；D ~ F. MRI 增强扫描示动脉期、静脉期、延迟期示病变轻 - 中度均匀强化。可见腹主动脉干、肠系膜上动脉、双肾动脉局部受包裹、血管腔光滑、管腔未见明显狭窄腹主动脉与下腔静脉，却不使之移位，且管腔显示清晰。CDFI 示病灶内无明显血流信号。除腹膜后弥漫性低回声这一直接征象外，输尿管受累造成的肾积水往往是最早出现的间接征象，甚至是唯一征象。

2. CT 表现　病变局限于中线及脊柱旁区，多位于肾水平下方，向下可扩展达髂总动脉水平。CT 平扫可见腹膜后片状、板状或边界清楚、密度较为均匀的软组织肿块影，CT 值为 35 ～ 60 HU，包绕下腔静脉、腹主动脉及一侧或双侧输尿管，病变与周围组织分界不清。增强扫描，病变表现为无明显强化者提示病变处于静止期，明显强化者提示病变处于活动期。病变累及输尿管，表现为病变以上部位的一侧或双侧肾盂、输尿管积水扩张。

3. MRI 表现　病变在 T_1WI 上显示较低信号，与肌肉组织信号近似；而在 T_2WI 上可与肌肉信号相同或呈较高信号。T_2WI 呈等或低信号，反映病变处于静止期；T_2WI 显示稍高信号，反映病变处于活动期。增强扫描病变明显或不明显强化。

【鉴别诊断】

腹膜后纤维化应与发生于腹膜后的其他肿瘤相鉴别，主要包括淋巴瘤、淋巴结转移瘤、来源于腹膜后组织的间叶性肿瘤及副神经节瘤等。一般淋巴瘤和转移瘤的病变范围较腹膜后纤维化更加广泛，其他肿瘤主要表现为对腹膜后组织推挤而非包绕。

【重点提醒】

腹膜后纤维化是影像学表现多样性的一种少见病，而影像学是发现和诊断本病的重要手段，在临床工作中发现包绕腹膜后组织的肿块或不明原因尿路梗阻时，应考虑到本病的可能。

【影像检查选择策略】

超声在腹膜后纤维化诊断中能够提供无创、即时的影像信息，但对纤维化的早期和细微变化可能敏感性不足，需要结合其他影像学检查以提高诊断的准确性。CT 和 MRI 均可用于腹膜后纤维化病变的诊断，在病变定位、范围及其与周围组织关系的确定方面具有相同作用。CT 多平面重建技术可清晰显示病变周围组织器官受累情况及病变与大血管之间的毗邻关系，有助于手术方案的制定。MRI除了具有 CT 的优势之外，还可以进一步分析病变的组织成分，为治疗前分期及治疗后疗效评估提供重要依据。

第二节　腹膜后淋巴瘤

【典型病例】

患者，男，57 岁，确诊弥漫大 B 细胞淋巴瘤（图 12-2）。

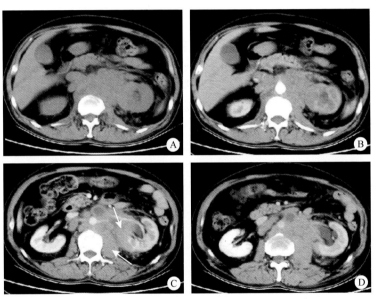

图 12-2　腹膜后淋巴瘤

A. CT 平扫轴位示腹膜后不规则软组织密度影，密度均匀，边界模糊，病灶偏向脊柱左侧，局部与左肾及左侧腰大肌分界不清。B ～ D. 分别为增强扫描动脉期（B）、静脉期（C）及延迟期（D）轴位图像，示病变呈轻 - 中度均匀强化，腹主动脉及双肾动脉受包绕；病灶与左肾局部分界不清，左肾强化程度减低，左侧腰大肌肿胀，增强扫描均匀强化，提示左肾及左侧腰大肌受侵（↑）

【临床概述】

（1）腹膜后淋巴瘤（retroperitoneal lymphoma）是原发于淋巴结或淋巴组织的恶性肿瘤，分为霍奇金淋巴瘤和非霍奇金淋巴瘤两大类。20% 的霍奇金淋巴瘤表现为连续性淋巴结受累，确诊时有腹部淋巴结受侵，其中 95% 仅累及主动脉旁淋巴结；非霍奇金淋巴瘤的淋巴结受累则呈跳跃现象，常合并右下腹、骶前淋巴结受侵。

（2）淋巴瘤易发生在中老年男性，常以无痛性、进行性浅表淋巴结肿大就诊，病变进展可出现发热、贫血、食欲减退、体重下降和局部压迫等症状，深部淋巴结及多处脏器组织也可受累。

【影像表现】

1. 超声表现　多发、多个部位（若怀疑淋巴瘤，需要同时探查颈部、腹股沟、腋下及腹膜后等部位，累及部位越多越支持诊断，双侧不对称性也是其特点）的类圆形肿块，呈均匀低回声，甚至极低回声，内部为网格样回声，后方回声增强；淋巴门消失，早期淋巴门可以残存、变细或呈虫噬样，一般不会移位；一般无钙化及囊性变；血流丰富，呈假门型血流（有多个滋养血管从淋巴门发出，呈鸡爪样）或混合型血流。超声造影示呈均匀高增强，少部分会出现坏死区局部呈无增强。

2. CT 表现

（1）病变初期，显示为腹膜后多个类圆形软组织密度结节影，边界清楚；当病变进展时，受累淋巴结明显增大，或融合成团块状，其内可见多发不规则小的低密度区。当腹主动脉、下腔静脉后方淋巴结肿大为主时，将腹主动脉、下腔静脉向前推移，致其显示不清，呈所谓"主动脉淹没征"。

（2）增强扫描，肿大淋巴结轻度强化，无特异性，发生坏死的淋巴结内可见无强化低密度区。增强扫描可以显示血管被包绕移位情况。

3. MRI 表现　同样可以显示多个增大、融合成团的淋巴结。

T$_1$WI 为等或稍低信号，略高于肌肉而低于脂肪；T$_2$WI 呈高信号，明显高于肌肉信号，与周围脂肪信号类似。有坏死的淋巴结则信号不均。应用脂肪抑制技术，淋巴结仍为高信号，有助于检出较小病灶。

【鉴别诊断】

（1）腹膜后淋巴结转移：多伴有原发灶，主要来源于睾丸、膀胱及胃肠道的肿瘤，多伴坏死。

（2）腹膜后淋巴结结核：多具有原发的结核灶，淋巴结一般呈轻至中度肿大，可有钙化。增强扫描可见环形强化，是其特征性改变。

【重点提醒】

淋巴瘤常显示为多个肿大、融合的淋巴结，T$_1$WI 呈低信号，T$_2$WI 呈稍高信号，DWI 呈明显高信号，ADC 值减低；增强扫描轻度、均匀强化。

【影像检查选择策略】

超声在诊断腹膜后淋巴瘤时能提供实时的无创影像，有助于识别肿块及其位置，但对显示淋巴瘤的内部结构和确切性质可能不够清晰，需要结合 CT 或 MRI 进一步评估。CT 和 MRI 均可用于腹膜后淋巴瘤的诊断，但各有优缺点。CT 扫描速度快，费用相对较低，可清晰显示淋巴结的钙化等特征，有助于鉴别诊断，但存在辐射暴露，不适用于孕妇、儿童和对辐射敏感的人群。MRI 无辐射，可用于孕妇、儿童和对辐射敏感的人群；多平面成像，可清晰显示淋巴结的形态、内部结构及其与周围组织的关系；可通过 DWI、MRS 等功能序列评估肿瘤的生物学特性，为个体化治疗评估提供依据。

（张丹庆　贾永军　赵香田）